JN114212

日本心理学会　心理学叢書

医療の質・安全を支える心理学

認知心理学からのアプローチ

日本心理学会 監修

原田悦子 編

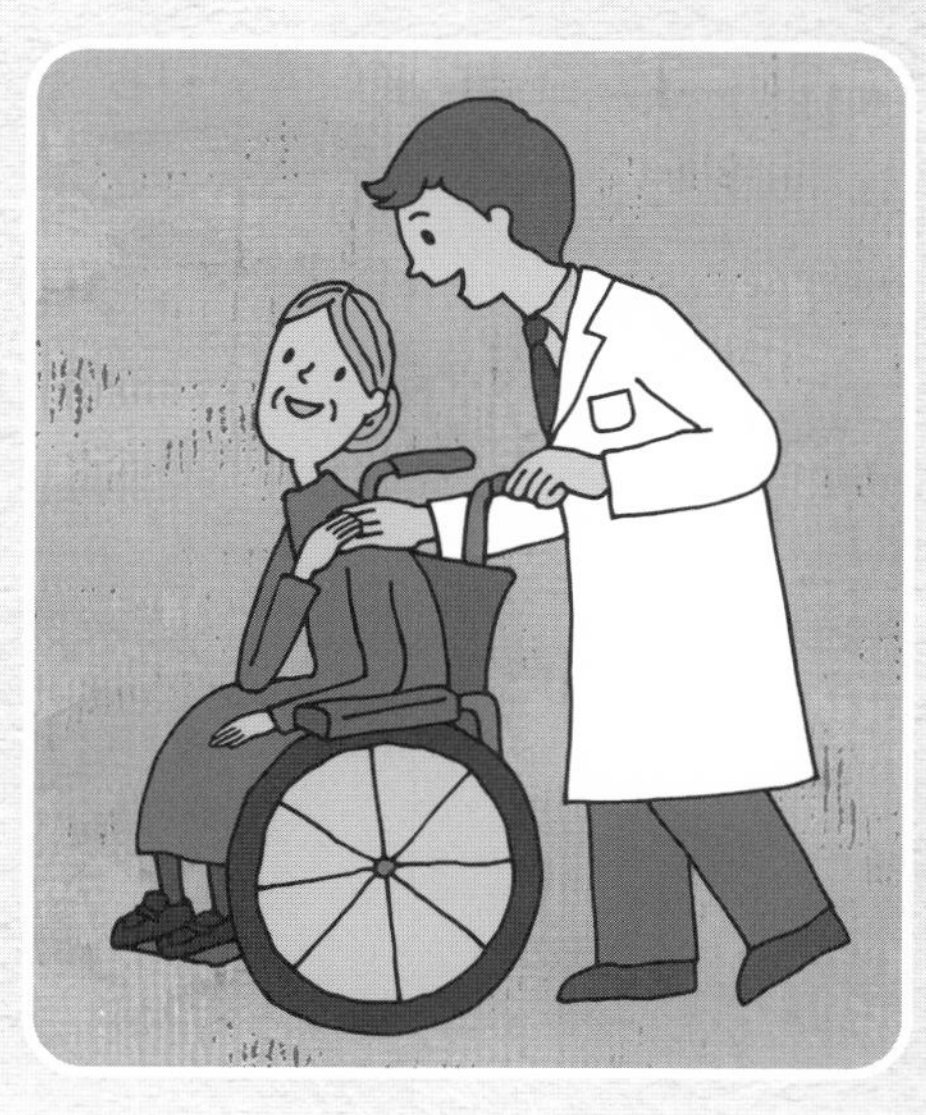

日本心理学会
心理学叢書

誠信書房

心理学叢書刊行にあたって

日本心理学会では、二〇一一年の公益社団法人化を契機として、公開シンポジウムの実施を拡充してまいりました。現在は、次の三つのシリーズを企画し、全国各地で公開シンポジウムを開催するに至っています。

・教育や医療、司法等の現場における心理学の貢献を紹介する「社会のための心理学シリーズ」

・心理学の科学としての側面を中心に紹介する「科学としての心理学シリーズ」

・高校生や教員の方を対象として、様々な分野の心理学を紹介する「高校生のための心理学講座」

いずれのシンポジウムも大変なご好評を頂いており、参加できなかった方々からも、講演の内容を知ることができないか、といったご要望を数多く頂戴しています。そうした声にお応えして、二〇一四年から心理学叢書を上梓することとなりました。本叢書は、シンポジウムでお話しした内容をさらに充実させ、わかりやすくご紹介することを目的として、刊行されるものです。

編者や執筆者の方々はもちろんのこと、シンポジウムの企画・運営にお骨折り頂いた教育研究委員会、とりわけ、講演・出版等企画小委員会の皆様に厚く感謝申し上げます。

二〇二一年六月吉日

公益社団法人日本心理学会

理事長　坂上貴之

編者はじめに

医療と心理学という二つの言葉は、相性のよい、相互に関係が深い語として受け止められているのではないかと思われます。そこには、「身体の健康のための医学、心の健康のための心理学」といった対応関係が思い起こされているかもしれませんし、「病を抱える」人に向かい合う医師・看護師に対して、「悩みを抱える」人に向かい合う臨床心理士・カウンセラーというイメージが持たれているためなのかもしれません。実際、一般社会における「心理学」のイメージの大部分は心理カウンセリングであり、心理臨床家だと言われます。また二〇一七年より施行された公認心理師という国家資格においても、その目的は「心理に関する支援を要する者」と「心の健康」を中心に考えられており、資格を獲得した多くの公認心理師が病院で勤務をしていることからも、二つの領域の関係は、「医療従事者のように、人に向き合う」臨床心理学と呼ばれる心理学領域を中心に構築されているように思われます。

しかし、医療と心理学の関係がそうしたイメージだけにとどまっているのは、少々偏りがあるのではないか、本書が一番にお伝えしたいメッセージはそこにあります。本書の「医療と心理学」の関係で取り上げる心理学は、臨床心理学ではなく、いわゆる一般心理学（general psychology）であり、特にそのなかでも認知心理学（cognitive psychology）に注目します。

「高校時代から心理学に興味を持って」心理学専門の学部・学科に進学してくる新入生の多くが最初に驚くのが、心理学がまずは「実証科学」であること、したがって実験や調査により得られた（主として数値の）

データに対して（統計的検討などを介して）仮説検証という形での結論を導くという研究プロセスを極めて重視していることです。そのときにしばしば出てくるコメントは，「人のために何かをするための学問」だと思っていたのにイメージと違っていた，というものです。

確かに，一般心理学において，心理学は直接的に「人に介入をするための学問・研究」ではなく，「人を知るための」科学であり，人の「心」という存在やそのメカニズムを記述し，説明・予測をしていくための方法論や理論的枠組みを積み重ねてきました。そのなかでも，認知心理学は，人の頭のなかで生じているさまざまな現象，感覚・知覚や理解，評価や記憶，意思決定や思考，注意，知識や技能の獲得などのメカニズムを，情報処理の視点から明らかにすることを目的としています。そうした「人の心のメカニズムを明らかにすること」は「人のために何かをする」こととは無縁でしょうか。あるいはそんな認知心理学は医療とは無縁な存在でしょうか。

もちろん，その答えは「否」です。「人を知る」ことは（他の多くの領域と同様に）医療の領域にとって「役立つ」営みであり，だからこそ，医療の現場を研究のフィールドとする認知心理学の研究があります。本書ではそうした認知心理学の研究の一端をご紹介したいと考えました。

本書は大きく二つの部に分かれています。第Ⅰ部のテーマは，医療安全の認知心理学研究です。ここで認知心理学の対象となっている「人」は，患者としての人ではなく，患者のためにさまざまな活動を行っている医療従事者という「人」たちです。なぜ医療従事者の人たちを対象とした認知心理学研究が，医療安全（より端的には医療事故防止）に役立つのか，という説明は第1章に譲りますが，実のところ，こうした事故防止あるいは安全に「認知心理学が寄与できる」のは医療の現場ばかりではありません。飛行機事故・鉄道事故や交通事故，あるいは工場や発電所などの巨大プラント・システム制御における事故防止にも認知心理学を中心とした心理学がさまざまに貢献しています。しかしとりわけ医療の現場では，（患者という）人を対象とする，高密度・高精度な活動が求められるという点、医療従事者という「人」の活動が患者という人の生命に直結するという点から、医療安全のための研究に認知心理学の研究者が招かれ、固有の研究課題として研究が進められてきました。

一方、第Ⅱ部で扱われるのは、医療・医学に関わる概念が「人」にとってどのように理解され、受け止められているのかという問題です。ここでの「人」は、主として社会一般の人です。社会のなかの多くの人は、ある概念をどう捉えているのか、それは医療を提供する側の人とどう異なるのか、それはなぜなのか、といった問題を扱っています。具体的には、健康、死、ケアといった概念の研究が紹介されています。こうした概念研究は、その概念の意味するところから、それぞれの形で「医療を支援する」活動に結び付けています。

しかし、そうした個別の関係性に加えて、編者としてはこうした研究が「医療とは何か、どうあるべきなのか」という問題を、これからの社会のなかで考えていくときの、有力で重要な、議論のための資源になるのではないかと考え、本書の柱の一つとしました。現在、日本あるいは他の先進諸国においても、社会のなかでの医療のあり方が問題化されてきています。その一つの原因は社会の高齢化であり、また別の要因として医療の高度技術化、その開発と資本との関係もあります。すでに超高齢社会となっている日本において、膨大になりつつある医療費を誰がどのように負担していくかが大きな問題となっている点はよく知られていることと思われます。同時に、高度な医療技術が次々と提案されていくなかで、莫大な費用がかかる医療技術が出現してきていることも、静かに、しかし広がりをもって問題が提起されつつあります。たとえば、ある種の抗がん剤は一人の患者に投与する際に年間数百万円の費用がかかると言われます。これまでの日本では医療が「社会保険」という仕組みのなかで運営され、また「誰もが公平に医療を受けられること」が当然とされてきました。こうした「高額な医療」を全員に等しく行うだけの社会資本が不足するならば、どのように問題を解決すればよいのでしょうか。その治療を受けられる人と受けられない人を分ける「社会的ルール」を作ることは可能でしょうか。同様の問題は、高齢者の延命治療の是非や、さらには（極端な話ですが）いわゆる安楽死の是非についても、社会全体として医療をどのように位置づけ、そのなかで個人の自由と権利としての「医療を受ける」ことをいかに考えていくのか、という問題と直結しています。それらの問題の根底にあるのが、第Ⅱ部で取り上げたような「医療に関わる概念」です。

こういった問題は、決して医学・医療の関係者だけが考えるべきものではなく、また「その時点で実際に患者となった人」だけが考えるべきものでもありません。公的医療保険という制度の担い手として、その社会の主体である社会の成員一人一人が、費用負担者としても、また同時に医療の潜在的な受益者としても、「自分たちの社会で、医療をどのように捉え、存続可能な形でどのように進めていけばよいのか」という問いとして考えていくことが求められてきています。そうした問題について社会的な意思決定をしていくときに、そもそも人にとって「死」を、「健康」を、「ケア」を、どのように考えていくのか、自分はどう考え、社会の他の人たちはどう考えているのかを理解することは、そうした問題解決に向けての議論と実行の第一歩になるのではないでしょうか。こうした意味でも、「一般の人」を対象とした認知心理学研究が「医療を支える」研究として重要な役割を果たすと考える次第です。

とはいえ、個々の章を読んでいただく際に最初から難しい問題として捉えていただく必要は必ずしもありません。それぞれの章は個別の問題を紹介しながら、質問紙調査から実験、観察研究、さらにはフィールド調査や事例研究まで、さまざまな方法論で心理学としての研究の成果と今後の展開について述べられています。まずはそうした研究の面白さに触れ、楽しんでいただければと思います。

＊＊＊＊＊

本書は、公益社団法人日本心理学会が公開シンポジウムとして開催した、二〇一四年七月の「医療現場における心理学——医療の質・安全に役立つ心理学研究を考える」（七月一九日・キャンパスプラザ京都、七月二六日・東京大学弥生講堂）での登壇者を中心として、そこでの講演内容を基に展開していただいた内容をまとめたものです。編者の不手際と意思決定の優柔不断さから、一冊の書として世に送り出すまでに六年以上の月日が経過してしまったことを、心からお詫び申し上げます。しかし、これだけの年月がたったとしても、やはりお伝えしたいことがある、という思いから、著者の皆様や出版社にも多大なご迷惑をおかけしながら、本書を発行することができました。改めて関係の皆様に感謝しつつ、本書が、こうした認知心理学研究を実際に「医療を支える」ものとしていくための努力と発信をし続けることの意味・重要さを伝えること、またこうした研究領域をさらに進めていくために、次の世代の研究仲間たちに引き継いでいくことができるよう祈っています。

本書を手に取ってくださったあなたに、本書著者たちのこうした気持ちが伝わりますように、心を込めて社会に送り出したいと思います。

編者　原田悦子

目　次

第2章 認知工学から考える加齢と在宅医療機器の使いやすさの関係――在宅医療の実体験からの事例報告 37

第3章　医療事故を防ぐ対策の足し算と引き算　55

第Ⅱ部 医療と社会——認知心理学から考える「社会からの受容」

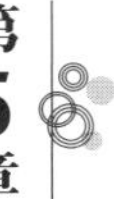

第5章 健康リテラシーとは何か——健康・医療情報を読み解く力 93

第6章 死を考える教育 111

第I部

医療の安全を支えるデザインの力

——ユーザの認知的過程に基づく検討

まず、第Ⅰ部では、医療安全の問題を取り上げます。「医療現場に安全の目覚まし時計が鳴った」と言われる一九九〇年代の後半から、医療安全、あるいは医療事故防止が大きな社会問題となりました。この問題に、認知心理学はどのように関わってきたのか、これからどのように関わっていけるのかを考える四つの章です。

認知心理学の視点、すなわち、医療という場に関わる「人」が、どのような活動をしていて、その背後にはどのような認知的過程があるのかを考える視点から、医療の現場を見つめ直してみたいと思います。

第1章 安全を支える「デザイン」——医療安全と認知心理学のこれまで、これから

【原田悦子】

1 はじめに

「To Err is Human」という英語の格言があります。直訳をすれば、「人は誰しも間違える」という意味ですが、日常的な生活を営んでいる限りでは、確かにそうだと思われますし、改めて言われるまでもないことのように思われるでしょう。しかし、実はこの格言は、二〇〇〇年に突然、世界各国の医療現場において極めて有名な言葉となりました。なぜでしょうか。それは、この言葉をタイトルとして、米国の医療の質委員会[1]（IOM）が医療事故に関する報告書を発行したためでした。

実際のところ、自分自身が犯すちょっとした間違い（家の鍵とオフィスの鍵を間違えて差してしまう、紅茶の葉をポットに入れようとしてそばにあったカップに入れてしまう、など）を思えば、「人はみんな間違えるものだ」という格言は至極穏当なものに思えます。一方で、もしもこの格言が、旅客航空機のパイロット、あ

るいは高層ビルの設計責任を負う建築家に関連して言われたとしたら、あなたはどう思われるでしょうか。いや、人は間違う動物かもしれないが、責任ある立場のプロフェッショナルは間違えてはいけないのではないか。そういう意見が出てきてもおかしくはないように思われます。ましてや医療の現場、すなわち人の命に直接的に関わる専門家集団の組織から、「人はみな間違うものである」と「公言」する報告書が出されたことは、医療界にとっても、また社会全体としても大きな出来事でした。

なぜそのような報告書が出されたのでしょうか。それは、その前の数年間に、米国で極めて重大な医療事故が続いたこと、それらを受けていわゆる「クリントン談話」、当時の米国大統領が、「年間に死者四・四万人、死因の第八位であり、一年に二六〇億ドルの損失をもたらす」問題事象としての医療事故を取り上げ、「五年以内にそうした医療事故を半減する」目標を掲げたことに呼応しています。すなわち、一九九〇年代後半になって、本来は亡くなるはずのない人が、医療現場での「事故」によって命を落とすという衝撃的な出来事が立て続けに報告され、それに対し、マスメディアならびに一般社会において「医療は、病院は、いったいどうなっているのだ?」という批判が嵐のように巻き起こりました。そうした状況は米国だけでなく、欧州各国はもちろん、日本もまた同じ状況にありました。日本では一九九九年一月に、横浜市立大学医学部附属病院で肺と心臓の手術で患者取り違え事故が起こり、一カ月後に今度は都立広尾病院で点滴チューブへの血液凝固阻止剤と消毒薬の取り違え注入事故が発生しました。

こうした事故の再発を防ぐためには、まずは事故原因を分析する必要があります。いずれの国でも大規模な事故調査がなされた結果として、これらの医療事故を防ぐためには大きな「視点の変化」が必要だ、として打ち出されたのが、この「人は誰しも間違える」というタイトルの報告書だったのです。

もちろん、これは「人は間違えるもの」、だから事故が起きても仕方がない、という意味では、（断じて）ありません。「人は間違える」という前提から始めて、その条件下で、いかにして医療事故を防いでいくかを検討すべき、という提言だったのです。そして、そこに「人」としての「医療従事者」が大きく関与していることは、こうした医療安全の問題について、心理学から発信し、貢献すべき問題がそこにあることを示しています。

2 医療事故の顕在化と医療の「場」の環境変化

ただ、こうして振り返ってみたとき、なぜ一九九〇年代から突然にこうした重大な医療事故が世界各地で起こるようになったのか、疑問を持たれる人も多いのではないかと思います。これに対し、何らかの理由で「それまでも事故は存在していたが、報告がなされてなかった」という意見もありますし、その要因もまったくないとは言い切れません。いわゆる「象牙の塔」あるいは「白衣の壁」で情報が遮断されていたという可能性もあると思います。しかし、それだけではない、もっと大きな要因もあるのではないでしょうか。

これは個人的な推測ですが、こうした現象は、この前後から病院で行われる医療行為に何らかの量的・質的な変化があったためではないかと考えています。一つは、医療の高度化とそうした高度な医療技術の大衆化という側面です。たとえば腹腔鏡下や「手術ロボット」による手術、各種の抗がん剤治療などがその「高度な技術を身につけた専門家による」高度先進医療に当たります。こうした高度な医療は、精密な医療行為を必要とします。一方、現在の多くの医療現場においては、そうした先進医療をいち早く、より多くの患者に適用していきたいとする流れがあります。その際に、高度な医療行為をできるだけ多くの人に利用できるよう、新たな技術を搭載した医療機器、すなわち新しい人工物（artifacts）が多く提案され、一気に普及していく、そういったプロセスが先進国のあちこちの診療科、病棟で共通に生じていたのではないかと考えるのです。

たとえば、抗がん剤治療など化学的・薬理的な新技術について、その多くが人体全体に強い影響を与え得る薬であることから、微量を精密なスピードで投与していくことが求められ、輸液ポンプやシリンジ・ポンプといった新しい機器の普及を促し、さらにそれにつれて、留置針（りゅうちしん）という柔らかい針を用いて「点滴への接続端子を体内に埋め込んだままにする」持続点滴という技術がより広範に用いられるようになりました。実際、こうした技術は、針を刺す（穿刺（せんし）する）回数が減りますし、点滴の実施が容易になることから、患者にとっても医療従事者にとっても負担が少ないというメリットもあります。そのため、必ずしもそれほど精密な投与が求められていない場合も含め、一般病棟でも多く利用されるようになっていきました。このように、新たな高度医療技術を支えていくためにさらに新たな医療技術が生まれ、それらを支える新しい人工物が次々に病院に持ち込まれていき、医療の場でなされる活動を少しずつ変えていく、そうした最初の変化が現れたのが一九九〇年代後半であったのではないでしょうか。

また、こうした変化の背景には、医療の場において合理化、効率化、高密度化、大規模化と言える環境の変化、それらを反映した実践における目標設定の変化もあるように思われます。この年代はまさに「病院の世紀」と呼ばれる時期であり[2]、特に高度な医療行為の主要部分は大規模な病院で行われるようになっていきました。そうしたなかで、医療においてもコスト－ベネフィットを考え、さまざまな技術や新たな制度やシステムを組み入れながら、組織として「よりよい」かつ「より迅速な」、すなわち「より効率的な」医療の実現に向けて、医療の場での活動の形が変わっていったのではないかと考えられるのです。そうした大規模・高密度なシステムのなかで、そこで活動をする「人」、すなわち個々の医療従事者が行う行為にとって、ほんの少しのエラーが甚大な影響を及ぼし得るような巨大システムとなり、ヒューマン・エラーに端を発する医療事故が発生しやすくなっていた可能性があると考えます。

たとえば、筆者が家の鍵と研究室の鍵を差し間違えても、鍵を開けるまでにかかる時間がほんの少し延びるだけですが、ネット通販のサイトを見ているときに、［購入］と［キャンセル］のボタンを押し間違え、それに気づくのが遅れれば、あるいは［一本購入］のつもりで［一〇本入り一箱購入］であることに気づかずにボタンを押してしまえば、買う気もなかった製品を買わなくてはいけないことになる（あるいは、購入をキャンセルするためにあちこちに連絡をしなくてはいけなくなる）など、私という個人のレベルであっても、たった一回のボタン押しのエラーが「大変な事態」になってしまいます。「人がエラーをする」ことを前提としたときに、同じような一つの行為のエラーであっても、影響を及ぼし得る広さと深さは、その行為（活動）が行われる場、環境によって変化すること、特にそこで行為の対象となっている人工物の存在が複雑化かつ巨大化していくことによって、その影響が一挙に大きくなっていくことが容易に想像できます。このことを考えたとき、医療事故が大きな問題となってきた背景として、そうした医療の場自体が置かれた環境変化に目を向けておく必要があると言えます。

こうして、世界各国の医療現場は二〇〇〇年ごろからの大きな変化のなかで、医療事故を「個々の特定個人の不注意による事故」ではなく、組織事故として捉える見方を確立し、事故を引き起こす要因、特に環境要因をいかにして減らしていくかを検討し、実践を始めて、「安全、有効、患者中心、適時性、効率、公正の条件を満たす質の高い医療」を目指した医療システムの改善・再構築が目指されてきました。[3] もちろん、現在でも医療事故が「ゼロになった」わけではありません。しかし、医療事故を見る目は変わり、「少しでも安全である確率を高めていく」不断の努力で、病院などでの医療事故の様相は少しずつ変わってきています。

ここでは、そうした環境要因の変化を促すなかで、心理学が関係しており、しかしあまり表立っては注目されてきていない要因として、医療の場にあり人の活動を介在する存在としての「人工物」について考えてみたいと思います。

3　医療事故から認知心理学へのアプローチ——ヒューマン・エラーという概念

実際、二〇〇〇年当時、筆者自身がまず、認知心理学者としてこうした医療事故防止への関与を求められたのは、直接的に人にとっての環境である「医療の現場にある人工物の問題点を洗い出す」ということでした。こうした動きが出てくるに当たり、まず重要な気づきとして、「ヒューマン・エラーと呼ばれるものは、人が主原因のエラーであるとは限らない」という点がありました。上記のＩＯＭ報告書では特に組織的な事故という視点が述べられていますが、ここではもう一つの視点として、人工物の存在を挙げたいと思います。実際、上記のような「自分がやってしまったエラー」を思い返してみても、私たちの生活や活動には実に多くの人工物があることに気づかされます。極端な言い方をすれば、人工物が存在しない人の活動はほぼない、と言ってもよいのではないでしょうか。つまり、防止すべきエラーを考えたとき、たとえヒューマン・エラーと呼ばれていても、純粋に「人の側だけに問題があった」という事例ではないことが大部分なのです。

実際、多くの実際の事故では人が人工物を利用している場面で問題事象が発生しています。特に人工物、つまりモノが「問題事象の中心」であった場合の事故報告などを見ていて気づくことは、そのときに「事故の原因はマシン・エラーだった」と記述される場合には、**図1-1**の「白地に縦線」の部分、つまりその原因が一〇〇％、道具や機器、すなわち人工物側にあった場合のみ、です。これに対し、「原因はヒューマン・エラー」と言われるときには、図1-1の「人の側が関わる部分の楕円の中すべて」、つまり、人の側がほんの少しでも関わっている場合にはこの表現が用いられる、という非対称性でした。[*1] つまり、マシン・エラーが原因であったと分かったときには人工物側の問題部分を改善すれば同じ事故は防げますが、ヒューマン・エラーが原因で

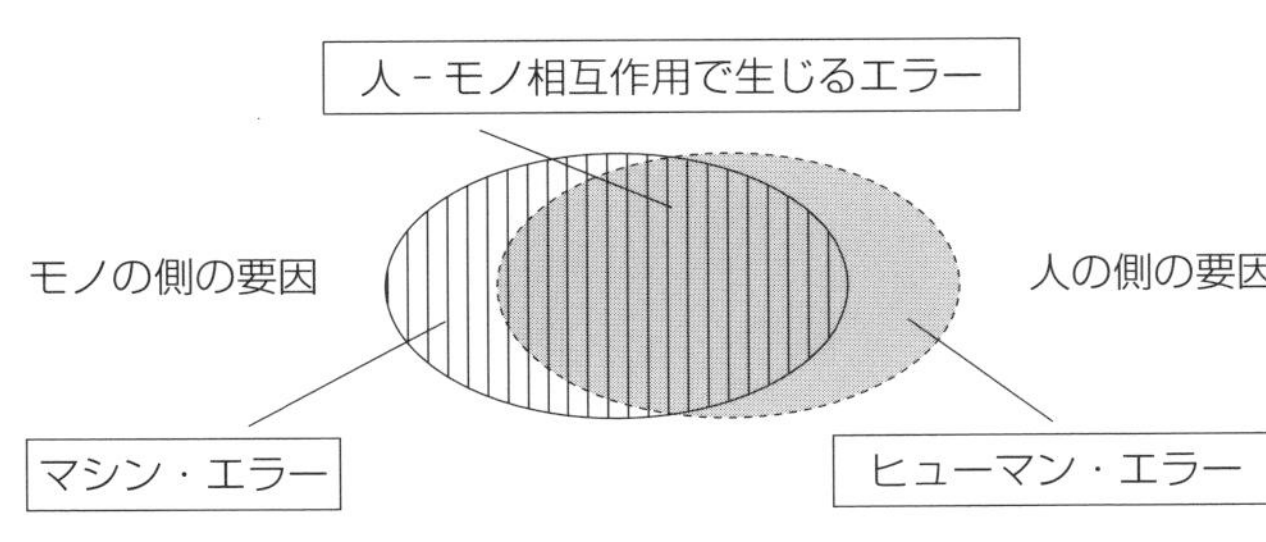

図 1-1　人とモノ（人工物）との間で起きるエラー

あったとされたときには、人の側だけに働きかけても事故が防げない場合があるということを示しています。

実際、これらの事故原因を「ヒューマン・エラー」というラベルだけでくくってしまった多くの現場において、そこで考えられる事故防止策の多くが「○○であることに注意する」「○○にならないように気をつける」といった、いわゆる「精神論」的な、働きかけるキャッチフレーズとチェックリスト（あるいは多重チェック）による対策になりがちです。そうした対策は、一時的にはエラー率を低下させるものの、一定の期間がたち、事故についての人々の記憶が薄れてくるとともに、まったく同じエラーが再現してきます。こうした「人の側だけに注意を呼び掛ける対策」の効力のなさは、人がモノを使うときに「人と人工物の相互作用のなかで」生じるエラーをなくすためには、人への対策では「ない」対策の必要性を示しています。つまり、人が対象として利用しているモノの側の、人工物デザインの改善によって、エラーならびにその結果生じる事故を防止したい、そうした可能性は認知心理学にはないのか、という問いかけがなされてきました。

＊1　おそらくこの非対称性は、人間の側には、人工物を選択し、また注意を払って利用する「責任」がある、と暗黙裡にされているためと考えられます。しかし、実際には人の側に「その人工物を利用しないことを選択する権利」がない場合が非常に多いこと、またこれから述べるようにエラーをしやすいデザインになっている場合も少なくなく、「エラーを起こさないための注意をする」責任が一方的に人の側に求められるのはアンフェアな状態と言えます。こうした問題は、人工知能（ＡＩ）がさまざまな技術領域に組み込まれるようになった現在、改めて「誰の責任か」という問題として顕在化してきています（たとえば、自動運転中の事故責任は誰の責任と法的に解釈されるか、など）。

4 人‐人工物間相互作用を捉える——モデルと事故防止のためのデザイン検討

認知心理学、あるいはそれを基盤としたモノのデザイン研究を行う認知工学（cognitive engineering）の領域では、人とモノとの相互作用をどのように考え、どのようにして「人にとってよりよいデザイン」にしていくかという研究がなされています[4・5]。その研究のなかには、当然ながら、「いかにして人がモノを利用する際に生じるエラー、それに基づく事故を防いでいくか」という視点も組み込まれています。こうしたアプローチで研究を進めていくためには、人とモノとの相互作用をいかに「近似的に」捉えていくかが問題であり[6]、そのため（その目的に合った形で）複数の「捉え方の枠組み」が提案されてきています（詳細は、原田[4]を参照）。そこで、特に医療現場のように「人がさまざまな人工物を利用しながら、目的のある活動をする場」における、エラーの防止を考える際に最も有効と考えられるのは、**図1-2**の佐伯の二重のインタフェースモデル[7]です。

ここでの「ユーザ」は医療従事者、つまり医師や看護師、さらに薬剤師などのコ・メディカルも含まれるスタッフです。医療従事者は患者に対して、「どのような問題があり」、「どのようにその問題を解決していくか」を考え、実際の問題解決を目指しています。つまり、ユーザは問題解決者（problem solver）であり、その問題解決のために用いられるのが、さまざまな人工物です。体温計であれ、点滴セットであれ、手術ロボットであれ、それらは医療従事者と問題解決の対象である「患者の身体」という物理的世界の間に介在するものとなっています。

どんなに熟練した医療従事者といえども対象とする物理的世界、すなわち患者の体内の状態を直接に見聞きすることはできず、また薬の投与や手術など物理的な医療行為を、医療従事者の身体のみで直接に実施するこ

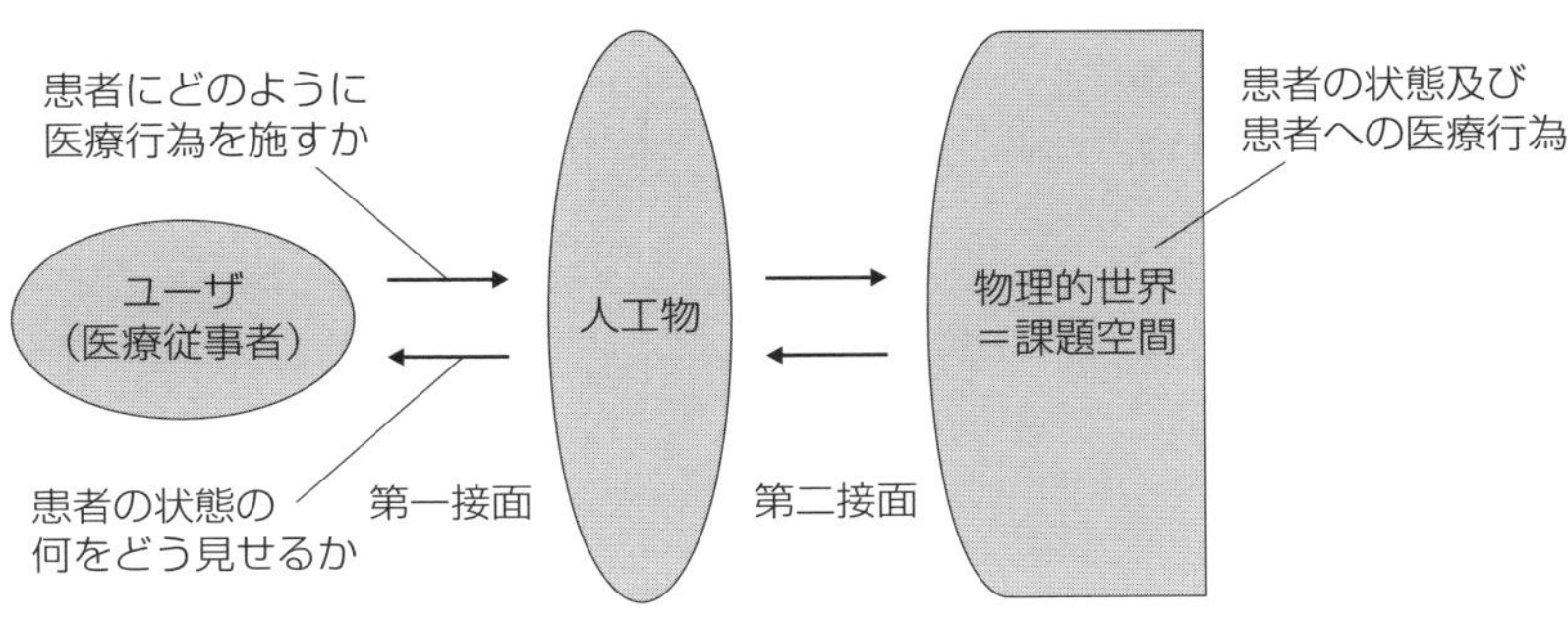

図 1-2　人 - 人工物間相互作用を捉える枠組み――佐伯の二重のインタフェースモデル

とはできません。その際に、媒体となる人工物は、二つの接面（インタフェース（interface））を持つことを**図1-2**は示しています。たとえば注射器という人工物は、医療従事者が手に持ち、そこに力を加えていく第一接面により、第二接面、つまり注射針と患者の身体との間に相互作用を生じさせます（穿刺される、薬液が注入される――有害事象としては、液漏れを起こす、神経を傷めるなど）。人工物を「うまく使う」ためには、自分が目標達成したい物理的世界での変化を、第一接面への働きかけにより第二接面で引き起こせるようになり、また逆に、その物理的世界での変化として第二接面での情報を第一接面で理解できるようになること（例：注射器を押す際の圧力の有無から、針先が正確に血管に入っているか否かを判断する、など）が必要であり、つまり、この人工物の二つのインタフェース（接面）の関係性を理解し、学習することが必須です。このことは、医療行為でなくとも、たとえば、箸を使って食事をする、あるいは「見えないところを、モップを使って掃除する」場面を考えてみれば納得がいくものであろうと思います。

問題は、この間に入ってくる人工物が、医療の高機能化あるいは情報化に伴い、格段に複雑なものとなってきていること、特にそこに自動化の技術が多数含まれるようになることから、第一接面でのほんの少しの相互作用が、第二接面では長時間、多方面に広がり、かつ「第一接面での動きとは直接には対応しない、複雑かつ系列的な行為にまで展開をして」行われ

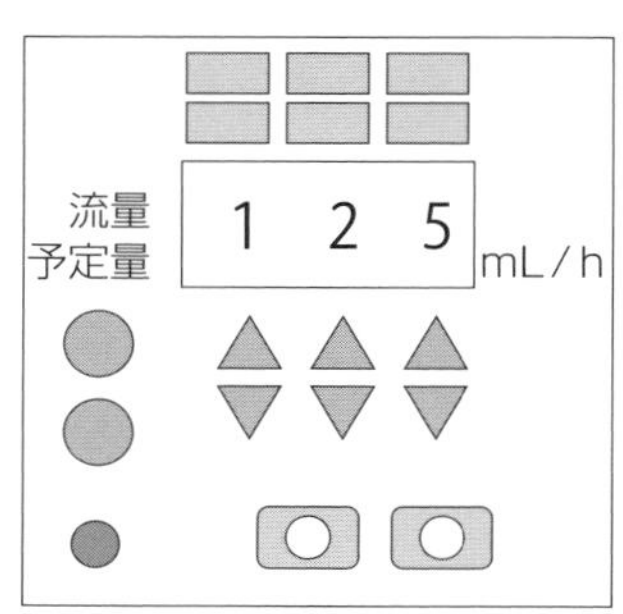

図1-3　輸液ポンプの操作盤面――流量設定で生じる桁間違いはなぜ起こる？

得ることになってきていることです。そのために、医療の現場での人工物デザインが大きな問題となっています。こうしたモノのデザインは、ユーザである人が行う問題解決の過程、あるいは認知的な処理過程とうまく適合しない場合により多くのエラーを生じさせます。そして、人工物が自動化・高機能化することによって人の側の操作が少なくなればなるほど、こうした一回の第一接面でのエラーによって引き起こされる第二接面での問題事象が複雑かつ多方面にわたってくることになります。

たとえば、川村(8)の看護の現場でのヒヤリ・ハット分析[*2]では、輸液ポンプやシリンジ・ポンプでの「流量設定エラー」が多く報告されました。具体的には多くの医療機器、たとえば輸液ポンプなどの機器で、**図1-3**のような「桁別の複数組の上下ボタン」を用いたデザインが利用されています。そうした機器において、点滴速度（一時間当たりの点滴量：医療機器上では流量と呼ばれる）の設定において、「桁を間違える」というエラー、たとえば二〇ミリリットル毎時（mL/h）と設定すべきところで、一時間に一〇倍の量の薬液が投与される二〇〇ミリリットル毎時（mL/h）の設定で点滴をしてしまった、といった事故あるいはインシデントが数多く報告されていました。これらの医療機器は上述のように、微量の薬品を点滴で正確に注入していくための重要かつ便利な機器です。それだけに、その注入の方法を設定するところでエラーがあると、一〇倍の濃度で強い薬剤が投与されることになり、場合によっては死亡事故につながる大きな問題となります。

その主たる原因は流量設定の第一接面である「桁別のスイッチ」にあることが指摘され、またこの桁別スイッチが人の認知的過程にとって分かりにくく、桁ずれなどの誤った行動を導出しやすいことが認知心理学的な分析によるユーザビリティテストにおいて示されています。[9] これは①同一形態、類似機能のボタンが密接して配置されることによって、押し間違いや桁の勘違いといったスリップ（slip）を誘発しやすいこと、②さらに機種によっては桁別のボタンが対応する桁が、「1, 10, 100」（流量の場合）と「10, 100, 1000」（予定量＝点滴の全体容量の場合）と異なる、など操作系が複雑であり、またそれに伴って「自分が設定した数値を確認する」画面も読みにくくなっている（小数点の位置などで表示を変更している）こと、といった問題が指摘されました。このように、一回のボタンの押し間違いが濃度を一〇倍にするという重大な状況を導き得るのは、まさに第一接面のデザインが、人にとって使いにくく、エラーをしやすい人工物にしている事例です。それは同時に、「きちんと使う」ためには複数組のボタンを弁別し、小さなボタンを間違えずに押し、さらに表示画面で「自分が意図した桁の数値が変わっているか」をモニタリングしなければならないことから、ユーザである操作者の認知的負荷を高くしていること、そのために特に他の要因が重畳してきたとき（たとえば、輸液ポンプの設定をしているときに、他の患者から声をかけられる、急ぎの案件を気にかけながら急いで設定をする、など）には容易に設定間違いを起こし得る、あるいはそのエラーに気づきにくい状況になることが示唆されているのです。

こうした「同じ形をし、類似機能を担うボタンを一カ所にまとめて置く」のはエラーの原因となるために避けるべきだということは、一九七九年のスリーマイル島原子力発電所事故の後、（少なくともインタフェース

＊2　ヒヤリ・ハット事例は、医療行為実施後、患者に甚大な影響を及ぼす前に発見・対応され、事故にはならなかったエラー事象を指します。インシデント（incident）とも呼ばれます。

表 1-1　輸液ポンプでの流量設定の過程

目的	「輸液ポンプでの流量（点滴速度）を設定する」
下位目的 1	設定すべき数値を理解（作動記憶に入力）する（「20 mL/h」）
下位目的 2	設定値を入力する場所（ボタン群）を同定し，入力が桁別であることを理解する
下位目的 3	桁別ボタンのどのボタンを何回押すかを計算する（「十の位のボタンを 2 回」）
下位目的 4	桁別ボタンの十の位のボタンを同定し，2 回押す
下位目的 5	流量として，正しい数値が設定されたことを確認する

デザインの関係者の間では）よく知られたことでした[6]。それだけに、こうした桁別スイッチが実に多くの医療機器に用いられていること、そのリスクが周知されず、またその結果生じる設定エラーが「医療従事者の不注意」と原因帰属されていたことは、二〇〇〇年当時の認知心理学・認知工学の研究者としては驚くべき状況でした。

なぜこのような「人‐人工物間相互作用において、容易に問題を引き起こす」デザインが広く用いられ、デザインの問題が見過ごされてきたのでしょうか。そこには少なくとも二つの要因があるように思われます。一つは「数値の入力」をより早く効率的にできるようにするという「単一」の行為のみに注目をしたデザイン改善」がなされたこと、もう一つは、実際に使ってみた上で生じていた問題が、「プロである医療従事者が利用する機器である」がゆえに、表面化しなかったことです。

前者については、実際にメーカー側の関係者から、「二〇〇と打ち込むときに、二〇〇回もボタンを押してなんかはいられない」という病院関係者の言葉がきっかけで、こうした桁別スイッチが広まった、つまり「ユーザの使いやすさを考えたデザインだ」という発言がありました。おそらくは一社一機種が取り上げたデザインが、その見た目から「数値入力」という手間のかかるステップ数が少ないことを、目に見える「分かりやすさ」として示されたために、他の機種にも広がっていったものと推測されます[*3]。しかしここでもたらされる利便性は、まさに数値入力のために「ボタンを押す」という行為だけを対象としたものであり、「人が数値を正しく設定する」という活動全体を考えると、ボタンを押す前後にどのような行為が必要なのかは考慮されていません。表1-1に、輸液ポンプでの流量設定のために必要な過程を仮想的に記述してみましたが、ざっと考えただけでも「実際にボタンを押す」（下位目的４）の前後に必要な認知的な過程が多数あります。下位目的４の工程数を少なくするために、結果として下位目的３、５が複雑になってしまったデザインであることがお分かりいただけることと思います。

人のある一時点での一つの行為は、通常「全体としての目的を持つ活動の一環として」発生し、その前後の行為やさらにその状況と結びつくことは、極めて一般的な前提です。[10]したがって一つの行為・機能をターゲットとしたデザイン変更は、その前後の行為や判断に影響を与えるトレードオフをもたらすこともまた、「人」の認知的過程を中心に考えれば、極めて容易に理解されることです。しかし、多くの医療機器デザインにおいてはこうした人間中心の設計方針が取られておらず、そのことが、高度医療を支えるさまざまな人工物において「エラー、ひいては事故を引き起こし得る」デザインが容易に入り込んでしまった原因と考えられます。医療従事者を「人」という視点で見直すことの重要さが示されている事例と言えるでしょう。

一方、これらの医療機器のデザインがリスクのあるものであり、実際にエラーを引き起こしていたのであれば、なぜ多くのユーザが数多く利用するなかで、そうしたクレームが顕在化してこなかったのかと思われるかもしれません。そこにはまず、人間が、自分自身が起こしたエラーに対して持つ「誤った」メタ認知の影響があるように思われます。実際に自分が入力を間違ったり、迷ったりしたとき、それがシンプルな課題、操作であればあるほど、「それは自分が不注意だったから」とその原因帰属を自分に向けてしまうことがあります。特に医療従事者の場合、自分自身がプロフェッショナルとして、あるいはエキスパートとして「間違えてはいけ

＊3　ここでは詳細は略しますが、こうした単純化は、「問題解決を行う一連の活動のなかの、ごく一部だけに注目した」デザインであり、人が行う問題解決全体を見通していない点で、多くのリスクをはらむものと言えます。

ない」存在であり、そこで間違えるのは自分自身（のみの）責任と思う傾向が強いのではないでしょうか。「プロの医療従事者として」間違いのない医療行為をすることが自分の任務である、と考えると、そこでのエラーすなわち間違ったという事実は外には出にくくなり、またたとえ報告をされたとしても、あくまでも「人が責任を負う」という概念（誤ったヒューマン・エラー観）に基づいたものになります。このため、モノのデザインについてのクレームが表出されることはなく、「医療事故を見る視点」が変化するまで、問題の顕在化には至らなかったものと考えられます。[*4]

このように、「人工物を利用するために必要な人の側の操作」の設計が、「人は誰でも間違える」、つまり（プロフェッショナルな医療従事者であっても）人間の認知的システムの活動に課せられる一定の制約を前提とせずになされたモノのデザインが、「人にとって容易に間違い得る」デザインを生み、またその利用状況が問題の表面化を難しくする状況にあったことが、重大な医療事故（そしてその背景にある数多くのインシデント）を発生させていたと考えられます。

このような、医療事故ならびにその背景にある多くのインシデントについて、「使用する医療従事者が誰しも持つ認知的制約」を前提として人工物のデザインの問題として捉え直し、その検討から「人にエラーをさせないデザイン」にしていくという考え方は、医療安全対策の重要な一つの形として、徐々に定着をしてきています。特に、特定の医療機器を含む場面で事故あるいはハイリスクなインシデントが発生すると、同一あるいは類似の種類の医療機器での過去の事故・インシデント事例を検索しながら、多くの事例に共通して出現するエラーとその原因をモノのデザインの問題として考え、その改善の検討がなされるようになってきました。そうした検討のための有用な資源として、医療事故とインシデントの情報を統一的に収集し、多様な形での検索を可能にしたシステムも整備されてきました。[*5] この医療事故情報収集等事業では全国の主要病院から報告されるこれらの全データを基に、特に「繰り返される類似事故」を取り上げた特定のテーマ分析も実施・公開しており、たとえば上記の輸液ポンプの設定の問題についても実事例からの分析がなされてきています。[*6] 二〇〇〇年以後のさまざまな医療事故防止の活動・実践が実を結びつつある様子を見ることができる事例です。

5 医療の安全対策の成果と残されている問題

実際、この二〇年間で、医療事故を防止するための環境は、大きく変わってきました。今では、大規模な病院には医療安全室や医療安全委員会が必ず設置され、医療安全の専門家が常駐しています。こうした組織が中心となって、各病院で随時あるいは定期的に、さまざまなインシデントを収集・分析検討するばかりでなく、それらの病院から、事故情報と併せてインシデント情報も報告され、医療事故情報収集等事業でのデータ一元化がなされているのは前述の通りです。万が一事故が起きた場合の分析検討も、事故の再発防止を目的として行われることが通例となってきました。また各病院や学会などで、さまざまな医療安全上の問題が取り上げられ、事例が共有されるなかで多様な視点からの対策案が議論されるようにもなっています。何よりも「医療事故の可能性が常にある」という前提が医療の場にいるすべての人に共有されるようになってきていることが、医療の安全を守るための大きな力となっています。

＊4　加えて、こうした現場で用いられる機器類は、購入者（病院の物品管理者）が実際のユーザではないことも、こうした問題が作り手側に伝わることを難しくしています。

＊5　日本医療機能評価機構「医療事故情報収集等事業」　https://www.med-safe.jp/

＊6　二〇二〇年度分析テーマ「【2】輸液ポンプ・シリンジポンプの設定に関連した事例」　https://www.med-safe.jp/pdf/report_2020_1_T002.pdf

それでは、こうした病院での医療事故について、人工物デザインとしての検討により、ヒューマン・エラーをなくしていこうという課題については、すでに十分に達成されたと言えるでしょうか。これまでに多くの成果が得られ、変化が生じていることは確かですが、常に新しい病気や病態、また新たな医療技術、医療機器も生まれているなかで、「安全を確保するための活動」は「これで十分」ということはなく、活動を持続的に続けていくことが必要となっています。さらに認知心理学研究者が新たな問題を提起し、医療現場と共に問題解決していくべき問題領域もまだ残されているように思われます。

しばしば指摘されるそうした問題の一つは、医療機器についてはいまだ「使用安全の事前の検証」、つまり医療機器の承認条件に事前に操作性や使いやすさの検証を行うことが組み込まれていないという点です。たとえば医薬品については、高血圧等治療薬「アルマール」と血糖降下薬「アマリール」の取り違え事故[*7]のように、薬品名の類似による取り違え事故が多く発生したことから[(11)]、医薬品承認の際に、他の薬品との名称類似性が一定の水準以下であることのチェック[*8]を行うなど、事前に事故防止のためのデザイン要件を満たすことが求められるようになってきました。しかし、医療機器の使用安全については、いまだそうした制度化はなされていません。実際には、大手の医療機器メーカーなどでは出荷前に社内での「使いやすさ検証テスト」が行われるようになってきていると聞きますし、事故やインシデントなどが生じると、実際に医療従事者の使用テストに基づいて、医療機器や医薬品のデザインを変更していくというケースも増えてきています[(12・13)]。EUでは医療機器の操作性などに関連して「ユーザビリティ」規格が医療機器承認のなかに含められたとの情報もありますが[(14)]、日本の法律（薬機法）による医療機器の承認において、何をどのような形でテストし、どのような基準によって「使用上の安全性を担保する」か、その枠組み作りについてはさまざまな課題があると思われます。こうした制度設計には実際のテスト方法以外にも複雑な要因が伴いますが、心理学をベースとして、いかにすれば科学的に根拠のあるデータとしての安全性の測定が可能なのか、さらに検討していく必要があるように考えられます。

もう一つの問題として、「必ずしも特定の医療機器が関わっているようには見えない」医療事故に対する原因分析としての人工物デザインがあります。ここまで述べてきたように、特定の医療機器や医薬品の利用自体が、医療事故・インシデントの主原因である場合には人工物デザインを鍵とした対策が考えられるようになってきました。しかし、医療事故・インシデントには、必ずしも医療に関わる人工物が関与していないように思われても、実際にその事故防止対策を考えるときには、人工物のデザインが重要となる事例があります。たとえば、原田ら[15]では、病棟において看護師が作業を行う準備室の面積が、注射準備の作業過程に影響を与えており、注射における患者取り違え事故の要因になり得ることを指摘しました。これは、狭い準備室では複数の看護師がそれぞれの担当患者のための注射準備を行う際に、個々の患者の個々の注射薬を置くスペースが限定されること、また作業をする看護師が「後から新たに入ってくる」場合にはそれぞれの作業スペースを確保するためにすでに並べられた注射薬を「置き直す」行為が頻繁に生じていることが観察されたことに拠っています。投薬準備時のリスクとしての患者取り違えの一つの要因として、作業をするためのスペースを確保すること、そのためには準備室という「人工物」のデザインが鍵となることを示した事例です。

そうした問題のなかで最も際立った事例が、電子カルテのデザインの問題です。現在ではほぼすべての病院の、ほぼすべての活動において、電子カルテが利用されています。しかしそのデザインには多様な問題が包含されており、そのデザイン改善のための活動にも多くの問題があることが報告されています[16]。電子カルテの利

＊7　この事故を受け、二〇一二年にアルマール錠の販売名が一般名称アロチノロール塩酸塩錠（「DSP」）に変更をされています。

＊8　日本医薬情報センター（JAPIC）の医薬品類似名称検索システム
https://www.japic.or.jp/service/information/ruiji.html

用は、医療の現場における多くの活動を電子情報化することにより、多くの医療安全にとってのメリットを提供する可能性を有しつつも、同時にそのデザインが「ユーザである人の制約」を考慮していないために、医療の場での活動を大きく変化させ、またその利用に必要な認知的負荷を高めて、不安全な状態を作り得ることが示されています[17・18]。多様な医療の現場で、どのような形でのリスクが電子カルテのデザインと関係しているのか、実証のためのデータを収集し、分析・検討をしつつ、よりよい形の電子カルテのデザインのあり方について、検討を続けていく必要性があることを、改めて問題提起したいと思います。

6 医療の在宅化・分散化・遠隔化——在宅医療機器のデザイン検証の必要性

このように、病院での医療事故の問題は、社会の大きな問題として取り上げられ、多くの人・組織による努力によって、少しずつ改善がなされ、成果が上がってきていると言えます。一方、こうした変化とは別に、社会ではまた新たな変化も生じてきました。その大きな要因は社会の少子高齢化です。日本はすでに超高齢社会（基準は六五歳以上の高齢者の人口比率が二一％以上）となっていますが、こうした人口動態上の変化において、当初から大きな社会的影響として懸念が表明され、また実際に顕在化してきている問題の一つが、医療費の高騰と病床の不足の問題でした。

人は加齢により、さまざまな疾病や障害を持つ確率が高まり、それまでに比べて多くの医療を必要とするようになります。具体的には高齢者の一人当たり医療費は若年成人の五・〇倍となっており、「二〇二五年度には、人口で二割の高齢者が医療費の過半を使うこととなり得る」と予測されています[19]。そうしたなかで、特に慢性的な疾病において、いわゆる在宅看護・介護、訪問看護・介護を推進する動きが表面化してきました。

できる限り、患者が入院する機会・期間を減少させて、患者自身の自宅をベースとした治療・ケアを進めていく方針ですが、たとえ治療や介護の場が患者の自宅になったとしても、患者にとって必要な治療については「できる限り先進的な、最適な治療を」という方針は変わっていません。その結果、これまでは病院内で用いられていた高度な医療機器が、在宅医療機器として提案されるようになりました。先に事例として挙げた輸液ポンプも小型の在宅用が広く使われるようになっていますし、第２章で紹介される酸素療法の機器もその一例です。

こうした在宅医療機器については、図1-2のなかのユーザは、専門の医療従事者ではなく、患者自身、あるいは患者家族などの「一般の人」です。こうした在宅医療機器において、人工物デザインに起因する事故やインシデントは存在しないのでしょうか。

現時点では在宅医療における医療事故やインシデントについては、「情報収集する手立てがない」ために、その実態はまったく把握できていない状態です。その一方で、在宅医療機器を利用する上でのエラーや事故については、医療関係者の間では、「在宅医療機器はシンプルな作りになっており」、「必要な設定事項は医療従事者が設定した上で渡すために複雑な操作は必要がなく」、「実際に患者や患者家族が機器操作をする場面はごく限定されている」、さらに「医療従事者により、必ず使用前教育が行われる」ために、大きな問題はない、とされています。

しかし、本当に在宅医療機器は、利用・操作に問題がなく、エラーや事故・インシデントもないのでしょうか。在宅医療の対象となる患者の多くは高齢者です。また現在の日本では、高齢者の独居世帯あるいは高齢者夫婦の「高齢者のみ世帯」が急増しているため、こうした在宅医療機器の主たるユーザは（家族であっても）高齢者を想定する必要があります。一般に、高齢者は新奇な情報技術基盤の人工物を利用することを苦手とすることが多く、また実際に利用時にトラブルなどを起こすことも多くなっています。それらの利用上の問題はやはり人工物のデザインの悪さに起因しており、そこで明らかにされるデザイン上の問題は、若年成人においてもマイクロスリップ（大きなトラブルにはならない微小なエラー）や一時的な戸惑いという形で、同じように問題となっていることも明らかにされています。[4・20]しかし「実際上、モノを使う上での問題が生じる」のはやはり高齢者のほうが圧倒的に多いのです。そのような「新しい、複雑な機器利用が得意ではない」多くの一般高齢者にとって、本当に在宅医療機器は「利用するのに問題なく」、事故やインシデントの恐れもないものでしょうか。

そこで、まずは在宅医療機器の利用について理解を深めるために、「高齢者による使いやすさ検証実践センター」として発足した筑波大学みんなの使いやすさラボ（略称：みんラボ）において、在宅医療機器のユーザビリティテストを実施してみました（調査実施二〇一二年）。

A　在宅用人工呼吸器のユーザビリティテスト実験――方法

みんラボで在宅医療機器として取り上げたのは、NPPV（noninvasive positive pressure ventilation）型、いわゆる非侵襲的陽圧換気療法の人工呼吸器です。非侵襲型人工呼吸器は、自発呼吸に合わせて加減圧を行うことにより、呼気を促進し二酸化炭素排出を促進する医療機器であり、特に長年の喫煙習慣などで引き起こされる慢性閉塞性肺疾患（chronic obstructive pulmonary disease：COPD）の患者にしばしば適用される医療機器です。気管切開を伴う侵襲的人工呼吸器に比べると患者側の利用負荷は相対的に低いことからも、超高齢社会において利用者の増大が見込まれています。一方でこの人工呼吸器のメカニズムは、（しばしば人工呼吸器と誤解される）酸素療法（酸素吸入）とは異なり、高い気密性を必要とし、また呼気量・吸気量の設定など精密な設定も必要とされる精密医療機器です。

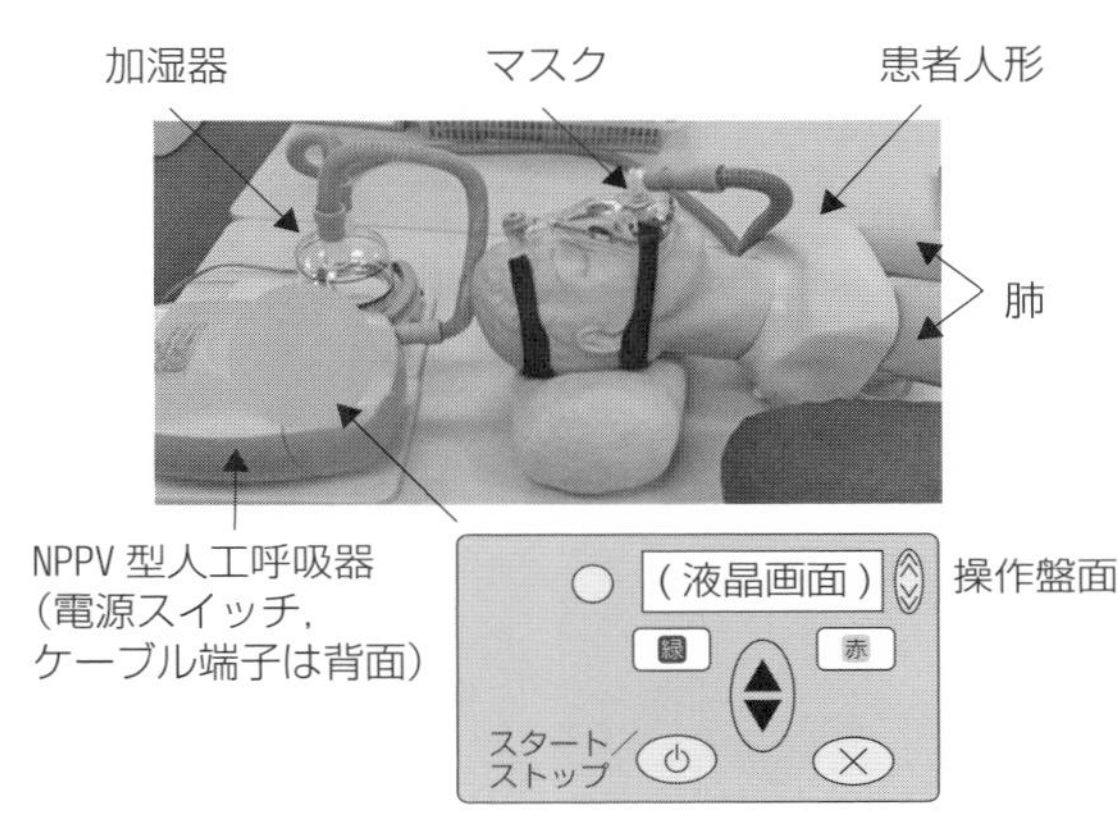

図 1-4　在宅用人工呼吸器のユーザビリティテスト実験

ユーザビリティテストとしては、実験参加者に、患者家族として「初めて自宅に届いた人工呼吸器」の操作を行うという設定で課題を実施し、その様子を観察・分析しました。実験には大学生一〇名（男女各五名：平均二一・一、SD一・〇四歳）とみんラボデータベースに登録している健康な高齢者一六名（男性一〇名、女性六名：平均七三・四三、SD二・一四歳）に参加協力をお願いしました。なお、高齢者についてはMMSE（認知機能検査）二七点以上、教育歴一二年以上（平均一四・八年、SD二・一年）を条件とし、またいずれの参加者も（自分及び家族が）人工呼吸器や酸素療法の利用経験がないことを確認しました。

実験は個別で行われ、参加者の「家族」として、患者人形（肺のシミュレータである気管管理トレーナーを使用）に対して、人工呼吸器の使用を助ける四つの課題を実施するよう求めました（**図1-4**参照）。課題1では、本体を電源とつなぎ、マスクにつながったチューブを本体に接続、（患者人形にマスクを装着した上で）電源スイッチを入れてスタートボタンを押すこと、課題2では本体とマスク用のチューブの間に加湿器を組み込むこと、課題3は（他のテーブルで無関連課題を実施中に）本体からアラームが鳴動（マスクがずれることによる空気漏れエラーのアラーム）、その対応をすること（ストップボタンを押してマスクの装

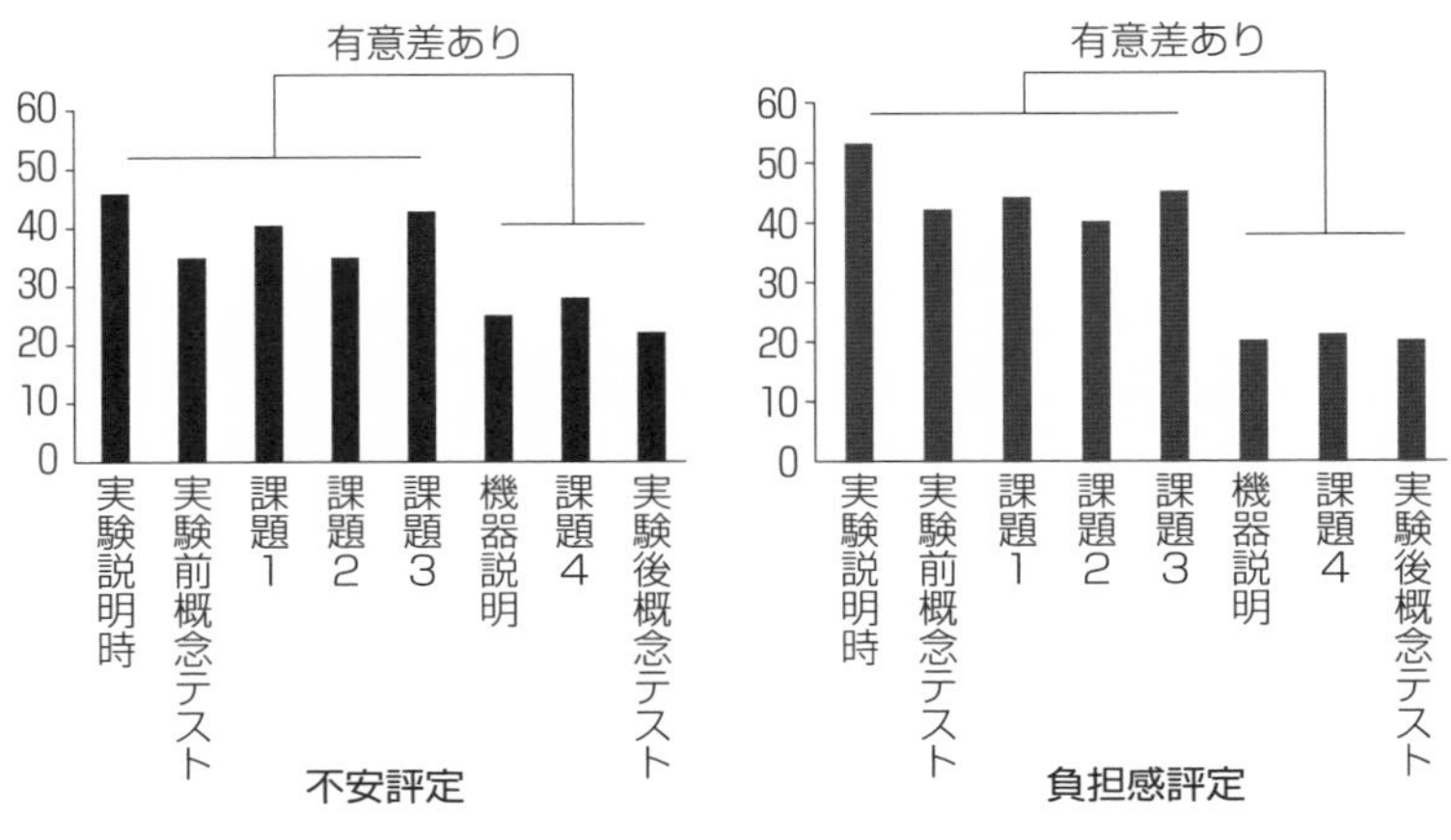

図1-5　不安・負担感の主観評価

着を改善、スタートボタンを押して再開)、そして課題4は(洗浄などのために)機器を取り外して分解する(本体、電源、マスク、チューブ、加湿器に分ける)という基本的な操作でした。これらの課題・操作に関する主観評価として、各課題の実施前後に「その時点で感じている」不安及び負担感[*9]をＶＡＳ(visual analogue scale)を用いて回答するように求めました。

ここでは、個別の人工呼吸器のデザインが問題ではないので、この実験から見えてきた在宅医療機器として共通する「人工物デザインの問題」と考えられる結果を報告したいと思います。

B　在宅用人工呼吸器のユーザビリティテスト実験から見えたこと

【医療機器を操作するということ――不安と負担感】

この実験の際にまず驚いたのは、参加者が示す不安と負担感の高さでした。この主観評価の結果には年齢群による差はなかったため、**図1-5**に全参加者の平均値を示しています。この結果は、課題1から課題3が終わるまで、不安も負担感もほぼ変わらず、かなり高水準に保たれていたことが特徴的です。通常こうしたユーザビリティテスト、すなわち特定の人工物を利用して問題解決をする実験では、「これはあなたが課題をできる・できないを調べるテストではなく、このモノが使いやすいかどうかを知るための、モノの側のテストです」という説明をし、十分なラポール、すなわち信頼関係を形成後で実施することもあって、通常は第一課題後、すなわち実際に一度自分で操作をして課題を実施した後には、不安・緊張も負担感も急激に低下することが一般的です。

この実験でも、同じように教示を与え、また十分なラポール形成をしてから課題を始めたにもかかわらず、また実験者からの介入を得ながらも、全員が課題を達成したにもかかわらず、課題1の後も不安も負担感も低下していません。実際に両者が低下したのは、「後は手入れのために分解をしてもらいますが」として、実験者が「この人工呼吸器のメカニズムについての説明」をした後でした。すなわち、参加者は基本的に「もう実験が終わる」という見込みが立つまで、不安・負担感を持ち続けていたと推測されます。

これはなぜなのか、課題達成成績の結果を述べた後で、一緒に考えたいと思います。

【「患者家族」としての参加者は実に多くの操作エラーを起こしていた】

それでは課題達成の様子はどうだったでしょうか。各参加者が課題を達成する様子は、ビデオ録画と発話プロトコルデータから分析を行いました。その結果として、多くの参加者に共通して見られた操作上のエラーを取り上げ（**表1-2**）、特に課題実施途中で「参加者が課題遂行に行き詰まってしまって、実験者が介入をした人数」をカウントしました。

表1-2に明らかなように、まず実にさまざまなエラーが観測され、特に高齢者群においては、多くの介入を必要としました。ここでの介入は、「どうすればよいのか分からない、これ以上は問題解決ができない」状態

＊9　ここでは、認知的負荷を尋ねることを意図して、「今どのくらいの負担感を感じていますか」という質問文でＶＡＳを実施しています。

表 1-2　在宅用人工呼吸器のユーザビリティテスト結果
——介入を必要としたエラー事例

エラー名称	介入人数	エラーの内容
電源エラー	高齢群 14/16 若年群 1/10	機器の起動を求めた際，電源スイッチを見つけられない，または見つけたもののその操作法や意味を理解していないと思われる発言や行動
電源アラーム エラー	高齢群 7/16 若年群 0/10	ストップボタンで待機状態にする前に，主電源を切ったため，警報（アラーム）が鳴ってしまう
YES ボタン エラー	高齢群 9/16 若年群 2/10	起動中の機器を止めるよう求められた際，ストップボタンを押した後に，確認のための YES ボタンが分からない，または迷って押せない
自発的なストップ ボタンエラー	高齢群 7/16 若年群 1/10	アラーム鳴動時に，エラーの対処を求められたが，ストップボタンを押そうと試みるものの押せない（止められない）
スタートボタン エラー	高齢群 8/16 若年群 2/10	人工呼吸器を作動させるよう求めた際，スタートボタンを迷う仕草，違うボタンを押す行動
加湿器組み立て エラー	高齢群 9/16 若年群 0/10	加熱台に本体をスライドさせることが分からない
機器回路エラー	高齢群 8/16 若年群 1/10	加湿器を含めた機器の組み立てを求めた際，「人工呼吸器→加湿器→マスク→患者」の経路どおりに組み立てできない

注：実施したユーザビリティ課題——課題 1：機器組み立て，課題 2：加湿器セット，課題 3：空気漏れエラーへの対応，課題 4：機器取り外し

に陥ったと判断された場合に、実験者が「どうしましたか」と声をかけ[*10]、その状況を抜け出すための最低限の操作のみを教示することを指します。すなわち、ここでカウントされた人数は、もしユーザが実際に自宅で、一人でこの操作をしていたならば、「どうすればいいのかまったく分からなくなってしまう」という状態になる人の数を表していると考えられます。第2章の事例報告のように、在宅医療機器は多くの場合、「他に頼る人がいない環境」で利用されることを考えたとき、これらの介入が必要な状況は実際の患者・家族にとってかなりストレスのある状況と言えます。

またここでは介入頻度をカウントしていますので、「エラーをしたが自力で乗り越えた場合」はカウントされていません。実際、いずれのエラーについても若年成人（大学生）・高齢者を問わず、介入を要しない場合も多くの参加者が戸惑いを示し、何度かのエラーを経て、課題達成にこぎつけていました。

たとえば、多くの参加者が示したエラーは、スタート／ストップボタンを押す際のエラーでした。このボタンの表面には、「電源」のマークとして知られるアイコンがついていますが、実際には主電源スイッチは背面にあり、このボタンは「オフのときにはスタート、運転中にはストップ」をするボタンとなっています。このボタン上のアイコンと少しずれたところに印字された「スタート／ストップ」の組合せから直感的には理解できず、「これかもしれないけど、これを押していいのか」という多くの逡巡をもたらしました。それでも、と決断をしてこのボタンを押すと、利用に伴うさまざまな設定値が画面上に表示されます。実はこのタイミングで設定値を変更できる可能性がある（医療者モードに入る隠しコマンドなどによる）のですが、患者モードになっている場合は、「表示はされるが変更はできない」ので、設定条件が表示されるのみです。多くの参加者

＊10　認知的ユーザビリティテストでは、参加者に対し「一人でこの課題を実施していると考えて」発話思考をしながら課題実施をするように求めます。その際、実験者は「私はここにはいないもの、透明人間だと考えてください」と教示し、基本的に質問などには答えないで進めていきます。

が、スタートを押した後、これらの表示に気づくと、何か設定や操作をしなくてはいけないのではないかと、カーソル移動を試みたり、再度ボタンを押したりしてしまい、自分が何をしているのかが分からなくなってしまうのでした。仕様では、スタートを押してしばらくたつと人工呼吸器が動き始めます。しかし、この動き出すまでの遅延の存在も手伝って、スタートを押してもすぐにキャンセルをしてしまう、などのエラーが頻発しました。

同じボタンが、人工呼吸器が作動中の場合は、ストップボタンとなります。これを押すと、「ストップしますか」という確認メッセージが出て、緑色のＹＥＳボタンを押すことが求められます。この段階で、ＹＥＳの押下が求められていることが分かりにくい、あるいは「ストップしますか」という問いかけに対してＹＥＳとすることの意味が必ずしも直接的には理解できないこともあって、ストップ時のＹＥＳが押せないエラーも多々生じていました。

すなわち、「操作としてはスタート／ストップを押すだけ」と言われているものの、実際に「ユーザに求められる問題解決」としては、スタートを押した後にはシステム側からの「運転のための設定条件を確認」表示を「無視して」待つことが必要とされ、またストップの場合には、「動作を止めることの確認」に対してＹＥＳボタン押下で示す必要があり、いずれも容易な操作ではありませんでした。

このように、「操作はシンプル」と言われる在宅医療機器の多くは、「第一接面で行うべき動作はシンプル」かもしれませんが、そこで求められていることの「意味」を考えると、なかなか実際の操作に踏み切れない行為がたくさんあることが示されました。

【医療機器に固有の問題、固有のデザイン——第二接面の学習を必要とする「リスク基準」の高さと暗黙のデザイン原理】

こうした課題達成上のエラーの結果は、「使えなかった」という状況が、単純に「機械として、どこを押せばよいのかが分かりにくいデザイン」であったためだけとは言えないことを示唆しているように考えられます。たとえば、「スタート」の後の「設定確認」の表示は、本来は医療従事者が設定を確認しながらシステムを利用するためのデザインです。[*11] このためユーザである患者・患者家族にとっては、「この設定で動かしてよいですか」という最終判断を求められているようでいて、自分には理解ができず、判断結果を表明することもできない状態です。また逆にストップのときには、単に動きを止めたいのに、もう一度確認されることへの戸惑いが明らかに見られました。

こうした観察結果は、運転時の設定（呼気・吸気に送り込む空気容量や圧力などは医師の処方によって設定される）の存在と、しかし「自分は」それを判断できない状態にあること、加えてその設定や判断が間違っていると「患者」の身体に影響があるかもしれないときに、人はそんなに簡単に「まあいいか」と無視する行動は取れないことが示されているように思われます。逆に、アラーム鳴動時にストップボタンを押した場合には、止めたいという意図は持っているが、「本当に」止めていいのかの判断を求められると、それもまた「分からないけどまあいいか」という操作はできないことが現象として観察されたのではないかと思われます。

こうした「押せない」エラーは、在宅医療機器のユーザにとって、佐伯の二重のインタフェースモデルでの

＊11　後述しますが、在宅医療機器において利用を決定し、運転のための設定を行う医療従事者と、それを直接装着し、毎回のスタート・ストップ（だけ）を可能とされた患者側との「複数のユーザが設定されていること」が、こうしたインタフェースデザインを複雑にし、また利用を指導する医療従事者には理解できない、患者ユーザの感じる不安・負担感につながっているように思われます。

第二接面で何が起こるのかが明確には分からないこと、さらにはその第二接面で生じるであろう事象は「患者の身体に直接的に影響が及ぶ、生命に関わる活動である」との理解が存在すること、その両者が相まって「第一接面でのボタン押下をする」ことへの抵抗が表れているように思われます。医療機器における「自分が何をしようとしているのか」は分からないのに、「操作だけは求められる」という状況が、人にとって「使うことが難しい」人工物にしているのではないでしょうか。一般的な人工物を対象としているときにはあまり顕在化しませんが、人は人工物を利用する際、「自分が操作をする＝行為を行う」のは、（曖昧な形であれ）何をしているのかが何らかの形で理解できる場合に限られるのではないか、その「何らかの理解」の基準が少なくとも医療機器については「高く設定される」のではないかと考えています。これは、ワイルド[21]（Wilde, G. J. S.）の提唱するリスクホメオスタシス仮説において、リスク目標水準は、対象とする活動やそこでの目標によって個別に設定されると考えられており、少なくとも患者や患者家族にとって「医療」に関わる活動は、そのリスクの基準が（非常に）高く設定されていると言ってもよいかもしれません。このように、上記のような操作上のエラーは、医療機器ならではのエラーの現れである可能性が高いと考えられます。

これに加えてもう一つ、医療機器ならではのデザインにユーザが戸惑う場面も観察されました。具体的には、「主電源」と「電源（スタート）」という二重性に対するエラーであり、まさにこれはユーザ（患者側）と機器デザイン者とのメンタルモデルのズレに起因するエラーです。表に電源アイコンを記したスタートボタンがあるだけに、それを主電源と考えてしまうこと、実際の主電源ボタンは「容易には押せないように」非意図的な誤操作ができないような仕組みになっていることも、分かりにくさを助長していました。

同様の、さらに興味深いエラーとして、アラーム鳴動時に「主電源を落としてしまう」エラーが頻発したことがあります。ユーザは家庭内にある通常の家電製品の利用経験から、誤動作が起きたときには、まず電源を落とす、それによって（多少乱暴であっても）とりあえずの誤動作を止められるというメンタルモデルを持っているものと思われます。しかし医療機器の場合は、「不用意に機器を止めることにより、生命維持に影響を与える場合」がありますので、ほとんどの機器がＡＣ電源を利用しつつもバッテリー電源も備えています。そのため、「主電源自体が急に落とされる」ことは「正常ではない状態」と判断、アラームが鳴る仕様となっています。このために課題3ではマスクがずれることによる空気漏れ（リーク）のアラームに対して、主電源を落とすことによる「電源オフアラーム」も併せて鳴動するという事態になり、多くのユーザが「非常に慌てる」様子が観察されました。医療機器と一般の家電製品とでは、電源に関するメンタルモデルが大きく異なる可能性が示唆される結果と考えられます。[*12]

このように、在宅医療機器は、医療機器としてのデザインをそのままに、家庭に持ち込む形にしたために、一般のユーザには理解が難しい、メンタルモデルがずれた機器デザインになっている面があること、及びそもそも当該機器が「何をしている」のかはほぼ理解できない、しかし「それが生命に関係していることは知っている」という状況のために第一接面での相互作用を「試行錯誤する」ことは抑制され、また「実行することへの抵抗感、怖がり」が大きく表面化する点、さらには、現実のデザイン（ボタンや液晶画面内表示など）は、「患者、患者家族がユーザのときに利用される」場合と、医療従事者が設定や確認のために利用する場合の両方の場合を「兼ね備えた」ものとする必要があるために、「複数の、異なる目的を持つユーザ（群）の存在」のためにデザインが複雑になっている点、といった問題が重なり合い、在宅医療機器を患者や患者家族が利用することを難しくし、また不安・負担感が強いという現象を引き起こしている、そんな状況を示唆した実験結果であったと考えています。

＊12　そのほかに「加湿器の給水ボトルをスライドさせて装着する」方法は、日常的な家電などにはあまりない（しかし医療機器では比較的よく利用されている）方式であり、また「利用開始後の外れにくさ」を目的としたデザインであったために、参加者になかなか装着方式が理解できなかったのではないかと推測しています。

7　医療のためのデザイン――さらなる課題

以上、本章では二〇〇〇年前後からの医療事故の社会問題化から発生した医療安全に向けた試みのなかで、特に認知心理学が貢献可能な領域として、人‐人工物間相互作用分析の視点からの人工物のリ‐デザイン（re-design）による医療安全の構築の心理学研究について紹介をしてきました。当初の二〇年間は、主として病院での医療従事者を対象とした研究がなされ、少なくとも事故・インシデントを起こしやすい特定の医療機器・医薬品については、対策を講じていく枠組みができてきました。そこでの最も基本的な命題を心理学的視点からまとめるならば、「医療従事者が行う認知的過程での制約」を検討し、医療行為が行われる環境を「エラーしにくい」デザインしていくことの重要性です。このなかで、「直接に患者に影響を与える」（と医療従事者の視点から見える）人工物については「人工物デザインの重要性」が共有されてきました。しかし第5節に述べたように、医療従事者と患者との相互作用に関与する、間接的な人工物、環境についてはいまだ、「自分が頑張れば」「自分の不注意で」という方向性での問題解決がなされがちであり、もっと「人の認知的支援のための外的環境のリ‐デザイン」という問題解決の重要性を広め、空間デザインや社会情報系システムのデザインも含めて、デザイン改善による医療安全対策というアプローチを強調していく必要があるように思われます。

こうした状況で、一つの新たな可能性が示されているのが、近年注目を集めているレジリエンス・エンジニアリングという考え方です。レジリエンス（resilience）とは、本来は「外的な攪乱（かくらん）要因に対し、柔軟な対応をしながら、本来の特性・機能を維持し続けるあり方、その特性」を指す概念ですが、特に二〇一一年の東日本大震災以後、広く知られるようになりました。そこに、エンジニアリング＝工学という言葉と結合させ、安全を構築する方法論として、生命体が持つような「柔軟な耐性」を、人工的なモノや組織体の設計に実現していこうとする試みと言えます[22]。このアプローチの重要な点の一つとして、事故やインシデントとなった「失敗事例についての分析、そこからの対策作り」だけではなく、「成功事例からの学習」がしばしば強調されるようになったことがあります。特に現場での対策を一人称で検討する場合には、こうした「何らかの外的撹乱要因があったが、うまく乗り切った」成功事例を丁寧に見ていこう、とする指摘は極めて重要なものと考えます。

しかし、特に心理学の研究者が医療の現場研究においてしばしば置かれるような、「第三者としてのリスクの分析、安全対策」を考える際には、さらに一歩踏み込んで、現場の実践者にとってはあまり意識されない「日常的な活動」に踏み込んだ分析を行っていくことが重要であるように思われます。

日常の活動は、さまざまな要因が常に変化しており、その変化に対し、「通常は」特別な注意を払うことなく対応し、その際には「成功も失敗もない」日常的な活動と感じられていると思われます。しかしそのなかで負荷の高い要因の変動が複数重なった場合に（スイスチーズモデルのように）その状況に「意識的に」対処する必要が生じ、失敗事例あるいは成功事例として記憶されていくと考えると、そうした「記憶にとどめられる」事例の背景にある「日常的な力動的な対応」について、まずきちんと把握をしていくことが必要と考えられます。こうした考え方はサッチマン[23]（Suchman, L.）らに代表されるような状況主義的認知科学による「仕事の場」分析につながるアプローチと考えられます。

たとえば、筆者たちが医療事故におけるもう一つの認知心理学が貢献すべき領域として行ってきた、コミュニケーションに起因する医療安全の分析では、「通常の業務において、コミュニケーションはどのように発生し、そこではリスクがどのように乗り越えられているのか」という視点からの分析を志してきました。人間の対面コミュニケーションはまさにレジリエンスの高い課題解決であり、さまざまな外的要因に柔軟に対応しながら、破綻なく問題解決を行っている活動です。しかし詳細な分析により、どういった阻害要因があり、どのように課題達成に負荷がかかっているかを推測できる場面が多々あります。こうした高負荷な場面とそれをもたらしている要因を明らかにしていくことによって、コミュニケーションにどういったリスク要因があり、それらを個々に適切に低下させていくことにより、人の動的な対応に破綻をもたらすような「要因の重畳」を回避することができるのではないかと考えています。

このような「日常的な活動」を丁寧に分析するなかでのリスクの抽出とそれへの対応を明らかにするという方法は、第6節で述べた、在宅医療における医療安全にとっても有益なアプローチではないかと考えています。こうした「病院を出た」患者あるいは患者家族や介護者を中心とする医療安全の問題は、いまだ問題の糸口が捉えられていないのが実情です。実は、超高齢社会と生活の情報化のなか、健康な高齢者においても、その住環境のなかでの「使いやすさ問題」が生活の質に直接関わる状況になっており、「人工物のデザインを、実際のユーザにとってきちんと使えるものにする」ことが根本的な問題となっていることは医療以外の通常の生活場面でも指摘されています[24]。こうした「個人の住居内でのリスク」の問題はその状況の個別性にあり、そこでは事故あるいはインシデントを一定の基準で収集していくことも困難な状態があります。それだけに、どのような分析により、一般化可能な安全対策あるいはそのためのリスク抽出が可能か、まずは事例分析に徹しながら、そのなかで「多くの人・家庭において、一般性のある、外的攪乱要因となりそうな、(特に認知的な視点からの)リスク状況」を個々に拾い上げ、それを他の事例への適用可能性から吟味をしていく、そうしたアプローチが必要ではないかと思います。

在宅医療では、病院での医療以上に、医師・看護師・薬剤師・保健師・介護士など、複数の職種の間の役割分担と情報共有が重要であり、患者や家族を含めた「チーム医療」としての体制確立が鍵となると考えられます。そうした多職種間・エージェント間のコミュニケーションを含めた、人 - 人工物間相互作用をいかに捉えていくか、さらに心理学の貢献が求められているように思われます。

【引用文献】

（1）Kohn, L. T., Corrigan, J. M., & Donaldson, M. S. (Institute of Medicine (US) Committee on Quality of Health Care in America, Ed.)（2000）*To err is human: Building a safer health system.* National Academies Press.（医学ジャーナリスト協会 訳（2000）『人は誰でも間違える――より安全な医療システムを目指して』日本評論社）

（2）猪飼周平（2010）『病院の世紀の理論』有斐閣

（3）Institute of Medicine (US) Committee on Quality of Health Care in America.（2001）*Crossing the quality chasm: A new health system for the 21st century.* National Academies Press.（医学ジャーナリスト協会 訳（2002）医療の質――谷間を越えて二一世紀システムへ）日本評論社）

（4）原田悦子（1997）『人の視点からみた人工物研究――対話における「使いやすさ」とは』共立出版

（5）原田悦子（2009）「認知加齢研究はなぜ役に立つのか――認知工学研究と記憶研究の立場から」『心理学評論』五二巻、三号、三八三―三九五頁

（6）Norman, D. A.（1988）*The psychology of everyday things.* Basic Books.（野島久雄 訳（1990）『誰のためのデザイン？――認知科学者のデザイン原論』新曜社）

（7）佐伯胖（1988）「機械と人間の情報処理――認知工学序説」竹内啓 編『意味と情報』東京大学出版会、二一―五四頁

（8）川村治子（2003）『ヒヤリ・ハット一一〇〇〇事例によるエラーマップ完全本』医学書院

（9）原田悦子・鹿野優（2004）「医療機器のユーザビリティとそのテスト方法――医療安全への認知工学的アプローチ」『看護研究』三七巻、二号、一三九―一五八頁

（10）原田悦子（印刷中）「心理学の基本フレーム」村瀬嘉代子 編『臨床心理学スタンダード』金剛出版

（11）山出康世・芳賀繁・土屋文人・中紅仙（2006）「医薬品名の類似性と取り違えミスの関係――学生と薬剤師を対象とした実験からの検討」『認知科学』一三巻、一号、八〇―九五頁

（12）安東幸弘・片山通博・日比野治雄（2015）「デザイン心理学を活用したオムニパークシリンジのラベルデザイン開発（特集第五二回全日本包装技術研究大会優秀発表）」『包装技術』五三巻、三号、二六四―二六七頁

（13）日比野治雄（2015）「デザイン心理学を利用したベンチャー活動による社会貢献」『人間生活工学』一六巻、二号、六四―六六頁

（14）川上浩司（2016）「医療機器開発に向けた薬事行政――日米の違いと国際調和」『医療機器学』八六巻、五号、四七三―四七五頁

(15) 原田悦子・重森雅嘉・渡辺はま・南部美砂子・赤津裕子（2004）「注射準備作業における「横の糸」分析——無駄作業分析による試み」『看護研究』三七巻、二号、一〇七-一一七頁

(16) 原田悦子・日根恭子・南部美砂子・須藤智（2015）業務電子化が引き起こす疑似越境とその修復——電子カルテ障害カンファレンスの縦断分析」香川秀太・青山征彦編『越境する対話と学び——異質な人・組織・コミュニティをつなぐ』新曜社、一〇九-一三六頁

(17) 原田悦子・重森雅嘉・渡辺はま・南部美砂子・赤津裕子（2004）「『縦の糸』分析からみた医療の情報システム化」『看護研究』三七巻、二号、九八-一〇六頁

(18) 原田悦子・重森雅嘉・渡辺はま・南部美砂子・赤津裕子（2004）「医療の情報化は看護現場に何をもたらすか——「横の糸」分析・無駄作業分析による事例研究」『看護研究』三七巻、二号、一一八-一二八頁

(19) 厚生労働省「医療制度改革の課題と視点」https://www.mhlw.go.jp/houdou/0103/h0306-1/h0306-1.html（二〇二一年三月二二日閲覧）

(20) 原田悦子（2012）「みんラボ、発進——高齢者のための使いやすさ検証実践センターについて」『人間生活工学』一三巻、一号、七一-七四頁

(21) Wilde, G. J. S. (2001) *Target risk 2: A new psychology of safety and health, what works? what doesn't? and why...* PDE Publications.（芳賀繁 訳（2007）『交通事故はなぜなくならないか——リスク行動の心理学』新曜社）

(22) Hollnagel, E., Woods, D. D., & Leveson, N. (2006) *Resilience engineering: Concepts and precepts.* Ashgate Publishing.（北村正晴 監訳（2012）『レジリエンスエンジニアリング——概念と指針』日科技連出版社）

(23) Suchman, L. (2011) Work practice and technology. In M. Szymanski & J. Whalen (Eds.), *Making work visible: Ethnographically grounded case studies of work practice.* Cambridge University Press. pp. 21-33.

(24) 原田悦子（2019）「社会的受容という幻想とヒューマンインタフェース研究の役割」『ヒューマンインタフェース学会誌』二一巻、二号、二五-二八頁

第2章

認知工学から考える加齢と在宅医療機器の使いやすさの関係
――在宅医療の実体験からの事例報告

【須藤　智】

1　はじめに

私たちは、何らかの病気を患ったとき、病院にて医療サービスを受けることができます。しかし、近年、病気の状態によっては病院外の自宅や居住型施設といった生活空間でも医療サービスを受けることができます。このような病院の外で行われる医療は「在宅医療」と呼ばれ、広く行われています。在宅医療の拡大の理由としては、高齢者の人口増加による病床の不足を補うという理由や、終末期に自宅で療養をしたいというニーズの増加による理由[(1)]が考えられます。

在宅医療が行われる状況は、何らかの理由で身体機能の低下が生じ通院が困難になっているなど多様です。

たとえば、治癒が困難ながんの終末期や、通院が困難になった高齢者が自宅で医療を希望する場合が考えられます[2]。在宅医療は、病院での医療とは異なる考えで行われ、様子が異なりますが、治療や症状の緩和のため在宅医療機器を利用する状況は同じです。在宅医療機器は、主として医療従事者が操作すると考えられますが、生活空間に常に医療従事者が滞在しているとは考えにくいと言えます。そのため、状況次第では、医療の専門家ではない患者本人や患者の家族といった介護者が、在宅医療機器を操作するユーザとなることが考えられます。そのため、医療従事者だけでなく、すべての人にとっての「使いやすさ（ユーザビリティ）」を考えた在宅医療機器は今後の社会において必要なものとなると考えられます。実際のところ、在宅医療機器を含む医療機器の使いやすさについては、安全性と関係する要素としても注目されるようになってきており、医療機器の認証でも「使いやすさの観点からの設計」が求められるようになっている現状があります[3]。

在宅医療機器を含む人工物（機器やサービスなど人が創造したモノ）の「使いやすさ」についての研究は、工学的分野では人間工学が中心となってきましたが、認知心理学の一つの研究分野である「認知工学」でも行われています。認知工学では、人が人工物を利用する際の人の認知的過程と人工物のデザインの間のズレが使いにくさの原因と考え、そのズレの解消を目指しています。

在宅医療機器についても認知工学の観点から人間の認知的過程に注目した「使いやすさ」を向上させる取り組みが求められますが、現時点では、十分に行われていると言えません。その理由として、評価対象となる「在宅」医療機器は、「安全」に関する設計が最も重要な点であるという他の人工物と比べると特殊な点、さらには、それらの機器が生活空間という私的空間のなかで利用されるため、実際の利用場面に研究者が入り、実際に機器を利用している場面の心的状況、利用状況を捉えることが難しいという点が挙げられます。これらの理由から、在宅医療機器にいかなる使いにくさの問題があるのかについての情報が少ないのが現状です。今後、認知工学の分野において、在宅医療機器の使いやすさの向上を目指した研究を行っていくためには、在宅医療機器が実際に利用されている場面を観察し、使いにくさに関する問題を発見・収集していく必要があります。そして、収集された問題について実験的な検証を通して問題を解決していく必要があると考えられます。また、在宅医療機器の使いやすさを考えるとき、近年の日本の超高齢社会の状況に注目しなければなりません。日本の六五歳以上の高齢者世帯では高齢者夫婦のみ世帯（一九八九年は二〇・九％→二〇一九年は三二・三％）と単独（独居）世帯（一九八九年は一四・八％→二〇一九年は二八・八％）が増加している状況があります。[4] このような高齢者単独、夫婦のみ世帯の増加からは、今後の在宅医療では、高齢者が患者や介護者として在宅医療機器を利用、操作する状況が多くなると考えられます。このことからも、高齢者にとっての使いやすさを考えた在宅医療機器の社会的ニーズはさらに高まっていくと考えられ、高齢者に注目した認知工学の観点からの使いやすさ研究が求められます。

以上を踏まえ、本章では、在宅医療機器の使いにくさの問題に関する知見を積み上げることを目的として、筆者が実際に体験した在宅医療で生じた在宅医療機器の使いにくさに起因するトラブルのエピソードをいくつか紹介します。[*1] そして、これらのエピソードをもとに、認知工学的観点から在宅医療機器の使いにくさが引き起こす問題と具体的なインタフェースデザインの問題について考察します。特にその考察においては、高齢者ユーザに特徴的な問題に焦点を当て、その使いにくさの原因について加齢の観点から考えます。そして、最後に、今後の認知工学がどのような点で、在宅医療機器の使いやすさ向上に貢献できるか考察したいと思います。

＊1　今回紹介する事例における在宅医療機器は二〇二一年現在、より使いやすい機器に改善されているものもあります。また、特定の機器についての問題を提起することが目的ではないため、できる限り機器の特定化ができないように細部を説明しないことにしています。

2 事例の概要と導入された在宅医療機器について

最初に、筆者とその家族が経験した在宅医療についての状況と導入された機器について説明します。患者は末期がんのため寝たきりの状態になり、患者本人が在宅医療を希望し、大きな病院から自宅療養に移行しました。患者のケアは、筆者を含め数人の家族が交代で行うこととしましたが、主として日常的に患者のケアを行うこととなったのが、六〇代後半の高齢者家族（男性）でした。[*2] この高齢者家族は、日ごろコンピュータなどを使いこなした生活をしており、機器の利用について大きな苦手意識や抵抗感を持っていないタイプでした。また、在宅医療を始めるにあたっては、戸惑いもあったようですが、患者の希望に添ってケアに積極的に関わろうと考えていたようです。

在宅医療を行うこととなった後、患者が帰宅する前に自宅のリビングに複数の機器が導入されました。最も大きな機器は、介護保険の枠組みのなかで導入された電動介護ベッドでした。電動介護ベッドはケアマネジャーと介護用品のレンタル会社のスタッフのアドバイスに従い、カタログのなかから家族が選んだものです。しかし、カタログは個々の製品を詳細に説明したものではなく、複数の製品について特徴的な機能がそれぞれ紹介されているカタログでした。そのため、ベッドの選択には、家族は関わってはいましたが、実物を直接見たり、触れたりして吟味することなく、「専門家」のアドバイスに従って受動的に選択しました。

次に大きな機器だったのは、医療保険の枠組みで導入された在宅酸素療法のための据え置き型酸素濃縮器（以下、酸素濃縮器）でした。酸素濃縮器の選定は、電動介護ベッドの選定とは異なり、患者、家族が関わることは一切ありませんでした。在宅医療を開始する前に、在宅診療所のスタッフとの打ち合わせのなかで機器の導入が伝えられるだけでした。また、酸素濃縮器とペアで導入されたのが携帯型酸素ボンベでした。携帯型酸素ボンベは、移動時や緊急時など、電源が確保できない際に在宅酸素療法を続けるための機器でした。携帯型酸素ボンベには酸素供給量を調整するための電池式の呼吸同調式レギュレータ器が接続されていました。この装置についても、患者・家族が関わることなく選定されました。以上からは、在宅医療に関わる機器と介護に関わる機器に大きく区別できました。また、それぞれの機器の選定、導入について、患者、家族の関わり方は異なっており、特に医療機器は、患者・家族が関わることはなく、「医療」側の責任のもと選択されたと言えます。医療機器の選択において、患者・家族が関わらないことが使いやすさにどのように影響するのかは明らかではありませんが、利用するユーザが自ら選定できないという状況は、使いやすさに対して何かしらの影響を及ぼす可能性が考えられます。

在宅医療に関わる機器として、医療と介護の二つのタイプの機器があることが分かりました。在宅医療を円滑に進めていくためには、それぞれの機器の使いやすさを高めていく必要があります。しかし、本章では、医療機器について発生したいくつかのトラブルを紹介し、そのトラブルから「在宅医療機器の使いにくさ」が引き起こす問題や機器のデザインの問題について認知工学の観点から考察します。医療機器のみを取り上げる理由としては、医療機器においては今回の経験からユーザの機器の選択権が限りなく低い可能性が考えられ、機器側の使いやすさの向上の必要性が高いと考えるからです。

＊2　ここで紹介する事例は、筆者の高齢者家族に了解を得た上で取り上げています。

3　事例1——携帯型酸素ボンベの使いにくさの問題

在宅酸素療法を自宅でも行うために、小型の冷蔵庫ほどの大きさの据え置き型酸素濃縮器（以下、酸素濃縮器）を利用することとなりました。この酸素濃縮器に加えて、この機器が停電などで使えなくなった場合や移動する場合に酸素療法を行うため、携帯型酸素ボンベと呼吸同調式レギュレータ器（以下、レギュレータ）を組み合わせた機器（以下、携帯型酸素ボンベ）を利用することになりました。携帯型酸素ボンベについては、主としてケアを行う高齢者家族が、病院にて看護師から操作方法のトレーニングを受けることになり、実際に操作しながら操作方法を習う機会が複数回設けられました。筆者が高齢者家族に対して、トレーニングを受けた後、使い方が理解できたかを尋ねたところ、「難しい」とは言いながらも酸素ボンベの安全管理を含め、機器についてある程度の理解ができたことを示す発言を聞くことができました。

携帯型酸素ボンベを利用する機会は思いのほかすぐに訪れました。最初の利用は、患者が高齢者家族と帰宅する時でした。患者は、民間救急車で自宅まで移動することとなり、その移動の間、携帯型酸素ボンベで酸素療法を続けることとなりました。自宅に到着した後は、筆者が酸素濃縮器と切り替える予定でした。この移動の際、筆者は病院での手続きのため、民間救急車には乗らず別の車で移動し、五分程度遅れて帰宅することとなりました。筆者が自宅に到着後、室内ではレギュレータからアラームが鳴り響き、高齢者家族がアラームを止めようとして機器を操作していましたが、なかなかアラームを止めることができず困っていました。この状況を見た筆者は、高齢者家族と交代しアラームを止める操作を行いました。筆者が、アラームを止めるために、酸素ボンベを収納するケースの中のマニュアルを見たところ、アラームの原因はレギュレータとカニューラ（鼻に装着するチューブ）の接続にあることが分かりました。そこで、接続を確認したところカニューラが途中で折れているところがあったので、折れを取り除いたところアラームは止まりました。

アラームが止まった後、筆者が携帯型酸素ボンベから酸素濃縮器への接続の切り替えを行っていたときに、高齢者家族がいないところで患者が筆者に対して次のような発言をしました。

患者　「あんなに使い方を習っていたのに……がっかり。」

この発言からは、筆者は、患者が機器を適切に利用できない状況に対する恐怖とともに、自分をケアしてくれると考えていた高齢者家族への不信感、さらには、今後の在宅医療を継続することに対しての不安を感じているように思いました。

A　問題①――在宅医療機器の使いにくさが及ぼす影響

本事例における患者の発言から、まず、在宅医療機器の「使いにくさ」が安全以外の側面に及ぼす影響について指摘します。患者の「あんなに使い方を習っていたのに……」という発言からは、在宅医療機器を適切に使えなかったことによって、自分をケアしてくれると考えていた高齢者家族への信頼感が低下し、さらには、患者の在宅医療に対して不安感が生じたことが推察できます。今回の事例においては、適切に機器の操作ができなかったことの根本的な原因は機器の「使いにくさ」にあります。この医療機器の「使いにくさ」は、患者の身体的側面に対して負の影響を及ぼすことはありませんでしたが、患者の心理や患者と介護者との関係性という心理的側面へ負の影響を及ぼしたのです。在宅医療機器を家族などの介護者がうまく使えないことで心理的側面に対して負の影響を及ぼす理由として、自宅でも病院と同等の医療機器を使った医療を受けたい（受けられる）という患者の期待があると考えられます。このような期待を持つ患者の視点からは、在宅医療機器が適切に操作され、管理されている状況が患者にとっては当たり前の状況であり、機器がうまく使えていない状況、すなわち患者の期待に反した状況は、安全的側面だけでなく、心理的側面へ負の影響を及ぼします。在宅医療が行われている過程において、患者にとって「安定」した心理的状況を維持するためにも、在宅医療機器が誰にとっても「使いやすい」人工物であることを保証していくことが求められます。

B　問題②——加齢と「焦り」が在宅医療機器の使いやすさに及ぼす影響

本事例では、アラームが鳴った際に、高齢者家族が適切に機器を操作できなかったことを紹介しました。この事例から加齢が在宅医療機器の操作にどのような影響を与えるのかを考えてみたいと思います。

高齢者家族は、事前に看護師からその機器の操作方法についてのトレーニングを受けており、限られた時間のなかで操作の学習をできる限り行っていたと考えられます。しかし、このように事前のトレーニングを受けていたとしても、実際にアラームが鳴った場面では、正しく操作をできませんでした。このことから、患者の身体に対する危機や切迫感を感じるような「焦り」が誘発されるアラームが鳴るような状況において、高齢者家族は、学習していた操作をうまく思い出せず、適切に機器の操作ができなかったことが示唆されます。在宅で家族や患者が医療機器を操作する場面をイメージすると、医師の指示による時間的切迫感がない定時的な操作、何らかの問題によってアラームが鳴り響くなかでの操作が想定できます。本事例は、後者のアラームが鳴り響くなかで時間的切迫感を感じ、「焦り」が誘発された状況であったと考えられます。この事例からは、高齢者において「焦り」が誘発される状況では、学習していた機器の操作がうまくできなくなるという可能性が考えられます。

「焦り」と加齢が機器の操作パフォーマンスにどのような影響を与えるのかについて、探索的な研究を行ったのが須藤・熊田です[5]。須藤らは、新幹線などの切符の券売機よりも有人窓口に人が並んでいる状況は、利用時に後ろに並ぶ人がいるなどして焦りが誘発され、使いにくくなっているのではないかという仮説を立て、焦った状況で実際に操作エラーが誘発されるかを検証しました。実験では、高齢者と若年者に対して電車の切符の券売機のシミュレータで切符を購入する課題を課し、その課題の間、できるだけ早く操作することを求めるタイムプレッシャーを与える条件と与えない条件を設定しました。実験の結果、全体的に若年者よりも高齢者で操作エラーが多くなること、さらにタイムプレッシャーは高齢者と若年者ともにエラー数を増加させることが報告されました。さらに、詳細な分析を行った結果、高齢者のなかで記憶機能が低下している場合に、記憶機能が低下していない高齢者よりもエラーが増加することが報告されました。この実験の結果から、「焦り」が誘発される状況と加齢による認知機能の低下によって、機器の操作に影響を与える可能性が指摘できます。

一般的な機器と比べると、在宅医療機器では機器の異常状態は患者の安全に関わるため、警告として音や光を使った「アラーム」を用いることが多いと考えられます。アラームは、ユーザに対して即時に機器の操作を求めるためのデザインであり、時間的切迫感による「焦り」の誘発が組み込まれたデザインです。機器の異常状態の解消を促すためのアラームは、必要なデザインであるかもしれませんが、機器の利用者を高齢者と想定した場合、本事例からは問題が生じる可能性が指摘できます。どのようなデザインのアラームが、高齢者の「焦り」の誘発を抑え、正しい操作をできるようにするのか、高齢者の認知的特性の観点から考えていく必要があるでしょう。

4 事例2──据え置き型酸素濃縮器の使いにくさ

今回の在宅医療では在宅酸素療法を継続的に行うために、小型の冷蔵庫ほどの大きさの据え置き型酸素濃縮器（以下、酸素濃縮器）を利用することになりました。酸素濃縮器を使って継続的に呼吸を補助することとなり、特に理由がない限り電源を入れ続けて使用することが求められました。また、この機器を利用するなかで、家族は以下の操作を求められました。

①医師の指示のもと流量ダイヤルを使って酸素量を調整すること。
②数日に一回、酸素濃縮器に付属のプラスチック製の加湿器を外し、その加湿器に精製水を補充して元に戻すこと。
③掃除機を使って空気フィルターの清掃を行うこと。

この三点のなかで、①の流量ダイヤルの操作は、三カ月の療養の間、患者家族が操作することはありませんでした。しかし、②の加湿器の操作と③の空気フィルターの清掃は気づいた家族が交代で行いました。

酸素濃縮器での問題は、②の加湿器の精製水の補充場面で生じました。高齢者家族が加湿器のプラスチックケースに精製水を補充し、加湿器を再度装置に取り付けた後にアラームが鳴り響きました。高齢者家族は、アラームを止めることを試みましたが、その方法が分からず、筆者に電話で助けを求めました。筆者は、高齢者家族が伝えた前後の状況と伝えられた操作パネルのＬＥＤランプの状態をもとに、アラームが鳴った原因を推測することとなりました。筆者は、アラームが加湿器を取り付けた後しばらくして鳴ったことから、加湿器を再度確認することを高齢者家族に伝えました。その結果、見た限りではケースは装置に問題なく取り付けられ、蓋も正しく閉まっている状態でした。しかし、ケースを装置から外してみたところ、ケースの蓋が緩んでいたことが分かり、ケースの蓋を閉め直して取り付けたところアラームが止まりました。

この問題が発生した後、高齢者家族は、一人でケアをしなければならない状況では、精力的にケアを行っていましたが、筆者など他の家族がいる状況では、ケアに対する疲労感を訴えるとともに、在宅医療機器を操作、管理することに対して抵抗感を示す発言をするようになりました。

A　問題③――使いにくさが介護者の心理に及ぼす影響

最初に、この事例によって高齢者家族の心理的変化について考えたいと思います。高齢者家族の疲労感や抵抗感の吐露は、毎日二十四時間のケアの継続による身体的・精神的疲労の影響も考えられますが、今回の事例のような「在宅医療機器の操作の難しさ」もその一因になっているように考えられます。もともと高齢者家族は「機械が苦手」なタイプではなく、医療機器に対して大きな抵抗感を感じていませんでした。しかし、高齢者家族が前述の事例1や事例2のような機器の操作の問題を経験したことで、高齢者家族のケアに対する負担感が増した可能性が考えられます。

在宅医療において、患者に対してどのようなケアが求められるかを介護者の視点から考えてみると、まず気づくのは「患者の精神、身体に対する直接的なケア」でしょう。加えて、病院では医療従事者が主に担当していたと考えられる「必要な医療機器を介したケアと、その機器の管理」という間接的なケアの側面も担う必要があると考えられます。本事例のようなケアに必要な医療機器を「適切に操作ができなかった」という出来事は、介護者に対してケアで注目しなければならない複数の側面を顕在化させ、ケアの負担感を高めてしまった可能性が考えられます。この負担感の高まりは、数年後、在宅医療を行った期間を振り返ったときに、「あの頃はたくさんやらなければならないことがあったから、大変だったね」というような患者家族の発言にも象徴されます。

以上からは、ケアをする側からの視点として、ケアの一部として在宅医療機器を介したケアとその機器の管理も含まれることを想定し、いかにそのケアの負担感を感じさせないようにするのかということも、在宅医療機器の使いやすさ向上の視点として重要であると言えるでしょう。

B　問題④——加齢によって「ガイド」が分からなくなる

次に、この事例で問題となった加湿器の「デザイン」の問題を考えます。この加湿器は、白色プラスチックの蓋と、透明プラスチックの精製水を入れる容器の二つの部品で構成されていました（**図2-1**）。容器の密閉性のため、蓋を手で回転させて閉める構造でした。蓋が正しく閉まっているかどうかは、手で回転させた後にキュッと感覚的に確認する方法と、蓋とケースに印刷されたガイドを確認する方法がありました。ガイドとして、蓋の側面に小さな赤い丸のマークと透明の容器側面に水量目盛りが印刷されており、このマークと目盛りが縦に並んでいることで蓋が閉まっているかを確認できるようになっていました。しかし、今回の事例からは、この赤い丸のマークのガイドは高齢者にとっては必ずしも有効でなかったと考えられます。

ガイドが機能しなかった原因として、加齢による認知機能の低下、特に選択的注意の機能低下の影響が考えられます。選択的注意とは、絶えず変化する環境中の膨大な情報のなかから、その時々の行動の目標に合った情報のみを選択する機能です[6]。この注意機能は、実験室実験の結果からは、異なるタイプの情報が数多く配置

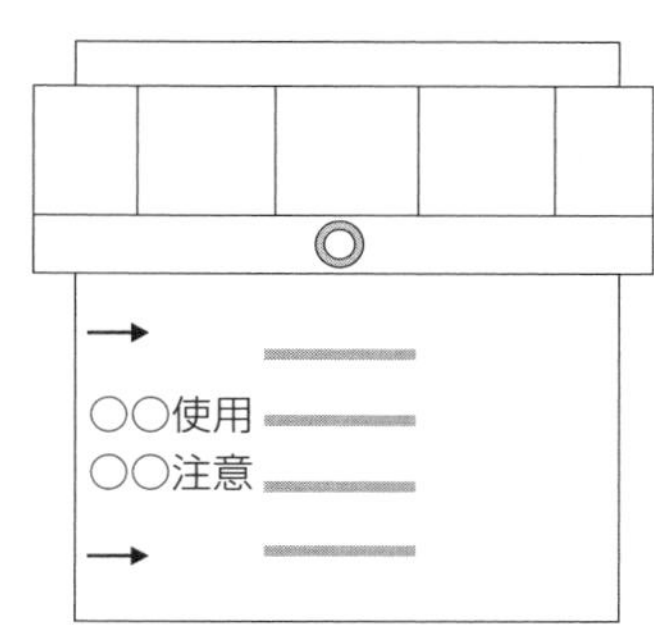

図 2-1　加湿器の模式図

された環境のなかから目的の情報を探すことは加齢によって困難になることが知られています。[7] 今回の容器には、前述のガイドや精製水の水量、使用上の注意などさまざまな情報が印刷されており、注意機能の低下によってこれらの情報のなかから位置関係に関するガイドを適切に探せなかった可能性が考えられます。また、原田・赤津[8]は、高齢者の認知的な処理の特徴の一つとして「知覚的顕在性の高い情報に影響を受けやすい」という特徴を指摘しています。これは、特定の認知機能の低下ということではなく、高齢者の全体的な認知的特徴として、高齢者は目立つモノに注意が引きずられてしまうということを意味しています。この高齢者の認知的特徴からは、今回の容器に印刷されたガイドよりも大きく、目立つ文字情報や、その容器自体の形といった物理的特徴に注意が向き、ガイドが適切に機能しなかった可能性も考えられます。以上のことからは、加齢によって生じる個々の認知機能低下や高齢者の認知的特徴によって、本来デザイナーが意図したガイドのデザインなどがうまく機能しない可能性を想定し、高齢者の特性に合ったガイドのデザインを考える必要があります。

C　問題⑤――知覚・運動機能の低下に注目するだけでは高齢者にとっての使いやすさは改善しない

酸素濃縮器の操作部・表示部のインタフェースの問題について考えたいと思います。本事例での酸素濃縮器のインタフェースは、大きな文字と大きなＬＥＤランプ、流量設定のダイヤルや電源ボタンも大きく、視認性、操作性については配慮されて設計されていたと考えられます。視認性、操作性の配慮は加齢に伴う知覚・運動機能の機能低下を補い、機器の使いやすさを向上させる可能性がありますが、今回の事例で問題が生じたように、知覚・運動機能の機能低下を補うだけのデザイン改善だけでは「使いにくさ」は解消できていないと言えます。

機器の使いやすさを向上させるためには、視認性や操作性の向上は当たり前のこととし、ユーザがどのような情報に基づいて、いかなる判断をするのか、その認知的過程に注目する必要があります。今回の機器においても認知的過程に注目した場合、問題と考えられるデザインがいくつかありました。たとえば、加湿器の取り付けで問題が発生した場合、ビープ音と「異常」というラベルの横にあるＬＥＤランプが点灯するようになっていました。医療従事者であれば「異常」を知らせるＬＥＤランプの点灯とビープ音の情報をきっかけに、過去に学んだ知識を用いて次の行動を行うと考えられます。しかし、非医療従事者ではそれらの情報から異常事態に対応する適切な行動を行うことは難しいでしょう。また、今回の機器では異常表示に「カニューラ」という用語が用いられていました。「カニューラ」とは、患者の鼻（鼻孔）に装着するチューブのことであり、医療系の専門用語です。医療の知識がない非医療従事者にとって「カニューラ」という用語から、鼻に装着するチューブをイメージすることはできず、その表示を見てカニューラを確認し問題を取り除く行動を行うことは難しいでしょう。これらの問題は、利用する際の利用者の認知的過程に注目することで発見できます。今回の機器の状況から考えると、特に、非医療従事者の知識やスキルを想定したデザインができていない可能性が考えられます。高齢者を含めたユーザの認知的な側面に注目し、インタフェース上にどのような情報を埋め込み（デザインし）、何を伝えれば適切な行動を促し、適切に操作できるようになるのかを考える必要があるでしょう。

5　まとめ——在宅医療機器の使いやすさの現状と今後の課題

本章では、筆者の在宅医療の実体験の事例から、在宅医療機器に関する「使いにくさ」の問題、特に、加齢が影響している可能性がある問題を報告しました。ここでは、それらの問題をまとめるとともに、今後、認知工学がどのように在宅医療機器の使いやすさに貢献できるのかを考察します。

A　患者、患者家族にとって在宅医療機器が使いにくいことは在宅医療を進めるにあたって負の影響がある

今回の事例から、患者家族が在宅医療機器を適切に使えなかったことで、患者のケアする者への信頼感の低下、患者の在宅医療に対する不安感の増加、また、患者をケアする者のケアに対する負担感を増加する可能性が指摘できました。これらの可能性からは、在宅医療機器の「使いやすさ」を向上させることは、在宅医療をスムーズに進め、質を高めるための必要条件の一つであると考えられます。

B　高齢者は、アラーム発生時に機器の操作を適切にできない場合がある

今回の事例1と2では、アラームが鳴った状況で共通して問題が生じました。この共通点からは、高齢者は「焦り」が引き起こされるようなアラームが鳴る場面では、適切に機器の操作ができなくなる可能性が指摘できます。また、アラームが鳴った焦りの場面では、操作を十分に学習していたとしても学習したように操作することができない可能性が指摘できます。今後、認知工学では、高齢者に「焦り」が生じている状況でも、適切に機器を操作できる機器のデザインや、学習方法などを検討していく必要があります。

C　高齢者は、操作を方向づけるインタフェース上のガイドが分からない場合がある

今回の事例2において、高齢者が正しい操作を促す表記であるガイドに気づけない問題が見いだされました。高齢者がなぜガイドに気づけないのか、そのメカニズムとして高齢者の認知機能低下や高齢者の認知的特徴が影響している可能性が指摘されましたが、詳細についてはさらなる研究が必要です。

理想的にはマニュアルを読まずとも、インタフェース上の情報のみで適切に機器を操作できることが必要であると考えられ、インタフェース上のガイドは重要な情報であると考えられます。認知工学では、高齢者にとって分かりやすいガイドとはどのようなものなのか、高齢者の認知的な特性を踏まえたガイドのデザインを検討していく必要があります。

D　非医療従事者は、医療に関する専門用語は理解できない

事例2では、インタフェース上に表記される専門用語の分かりにくさの問題について見いだされました。この問題は高齢者だけの問題ではありません。生活空間のなかで利用することを想定した場合、さまざまな属性の人がその機器のユーザとなる可能性があります。今後、認知工学のなかでは、医療の専門用語でもどのようなレベルの用語であれば、すべての人が理解でき、操作できるようになるのか、適切なレベルを検討していく必要があるでしょう。

以上、今回の事例から見いだされた在宅医療機器に関する問題をまとめるとともに、今後の認知工学的な研究の貢献可能性について述べました。最初に述べた通り、認知工学領域における在宅医療機器の使いやすさ研究はまだ始まったばかりです。

今回の事例の紹介により、在宅医療機器のインタフェースの全体的な問題として、視認性、操作性といった知覚・運動機能の機能低下を補償するデザインはなされていますが、操作時の認知的過程を十分に注目していない可能性が見いだされました。特に、高齢者ユーザの認知的過程、非医療従事者の知識やスキルに対する配慮が十分でないことが指摘できます。「使いやすさ」を向上させるためには、ユーザの視点からインタフェースがどのように見えるのかに注目し、インタフェース上の情報をデザインしていく必要があります。

今後、在宅医療機器の使いにくさの問題を検討する際には、高齢者の認知的特性を明らかにする実験室的な研究を同時並行で進め、より高齢者の認知的特性を踏まえた問題解決を行っていく必要があると考えられます。また、今回は詳しく言及できませんでしたが、もう一つの問題として、実際の生活空間のなかで、認知工

学的な在宅医療機器の使いやすさ研究を進めていく難しさも解決する必要があります。生活空間のなかの状況は複雑かつ多様です。この状況のなかで、安全を担保するための制約や機器の物理的制約のなかで、どう在宅医療機器の使いやすさを向上させていくかは、かなり難しい問題だと考えられます。今後、認知工学研究は、実際の生活空間のなかでの使いやすさを検討するための方法論の確立を進め、その使いやすさ向上にアプローチしていく必要があるでしょう。

【引用文献】

(1) 厚生労働省・終末期医療のあり方に関する懇談会（2010）『「終末期医療に関する調査」結果について』二〇一〇年一二月 https://www.mhlw.go.jp/bunya/iryou/zaitaku/dl/07.pdf（二〇二〇年三月一二日閲覧）

(2) 和田忠志（2015）「在宅医療の今日的意義」在宅医療テキスト編集委員会 編『在宅医療テキスト（第三版）』在宅医療助成勇美記念財団、一〇-一三頁 http://www.zaitakuiryo-yuumizaidan.com/textbook（二〇二一年五月二日閲覧）

(3) 倉部勇一（2015）「ユーザビリティ規格の動向」『医療機器学』八五巻五号、五二三-五二九頁

(4) 厚生労働省（2019）国民生活基礎調査 https://www.mhlw.go.jp/toukei/saikin/hw/k-tyosa/k-tyosa19/（二〇二一年五月一一日閲覧）

(5) 須藤智・熊田孝恒（2011）「認知的加齢が時間制約下の情報機器の操作に及ぼす影響——なぜ、券売機は使いにくいのか?: 注意資源のリソースの加齢変化の観点からの検討」日本認知心理学会第九回大会ポスター発表

(6) 熊田孝恒（2008）「注意」権藤恭之編『高齢者心理学』朝倉書店、六四-七九頁

(7) Plude, D.J. & Doussard-Roosevelt, J.A. (1989) Aging, selective attention, and feature integration. *Psychology and Aging*, 4(1), 98-105.

(8) 原田悦子・赤津裕子（2003）「『使いやすさ』とは何か——高齢化社会でのユニバーサルデザインから考える」原田悦子 編『「使いやすさ」の認知科学——人とモノとの相互作用を考える』共立出版、一一九-一三八頁

第3章　医療事故を防ぐ対策の足し算と引き算

【羽渕由子】

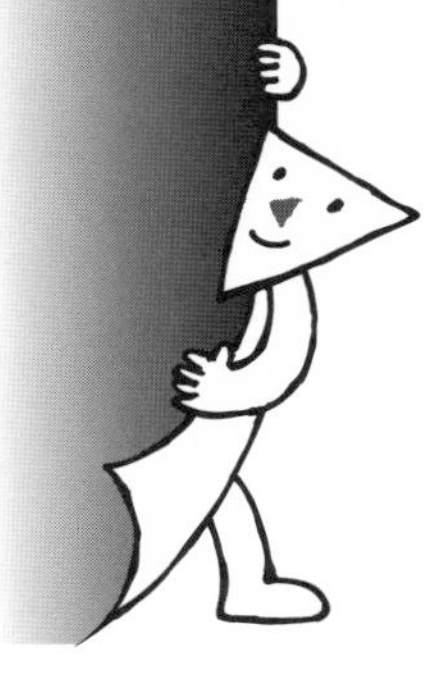

1　はじめに

現代では、病院で生まれて、亡くなるときも病院でという人が最も多く[1]、医療サービスは、国民の命を守るインフラであると言われています。「医療システム」と言うと、高度な専門知識と最先端技術が結集されたスマートで崇高なイメージが思い浮かぶかもしれません。しかし、実際のところ、医療システムは多くの医療従事者によって支えられており、年齢も性別も状態も異なる一人一人の患者に対して、状態を観察しながら急変や割り込みに対処しつつ、心のケアにも気を配るというマンパワーに依存した複雑系システムです。機械と比べて人は疲れたり、感情的になったり、能力に個体差があったりするので、医療システムは、エラーを誘発する要因が多く、他の産業システムと比べて、脆弱（ぜいじゃく）であることが指摘されています[2]。

2 生死に関わるエラー

二〇一四（平成二六）年の年末に、次のような医療事故が発生し、多くのメディアで報じられました[3]。

一二月二九日、入院中だった六〇代の男性患者に抗菌薬と間違えて筋弛緩薬を投与するという重大な医療事故が発生し、患者が死亡した。事故当日の朝、本件患者の発熱症状を緩和するために、主治医が抗菌薬「マキシピーム」の処方オーダーをおこなった。しかし、院内薬局において、筋弛緩薬「マスキュレート」が誤って調剤され、病棟に配送された。病棟で点滴前に確認した二名の看護師も誤った医薬品であることに気付かず、「マスキュレート」を生理用食塩水で溶解し、患者に投与した。投与開始から約二時間後に、誤りに気付いた薬剤師が病棟に連絡したが、男性はすでに心肺停止状態で、その後、死亡が確認された。

事故調査委員会の調べに対し、薬剤師は「抗菌薬だと思って筋弛緩薬を出してしまった」、看護師らは「薬剤の容器の形状やキャップの色、ラベルの文字を見てその患者の薬だと思い、一字一字を読んで確認するまでに至らなかった」という趣旨の説明をした。

事故調査委員会はその後の調査報告書で、複数の背景要因（①抗菌薬「マキシピーム」が臨時購入の薬剤であったために、自動払い出し機ではなく手動で払い出しが行われたこと、②事故発生日は薬剤師が二名体制で、調剤した内容を相互鑑査ではなく自己鑑査することになっていたこと、③業務量の集中や業務の中断・割り込みがあり、時間的・心理的に負荷が大きかったこと、④医薬品の外観・名称が類似してお

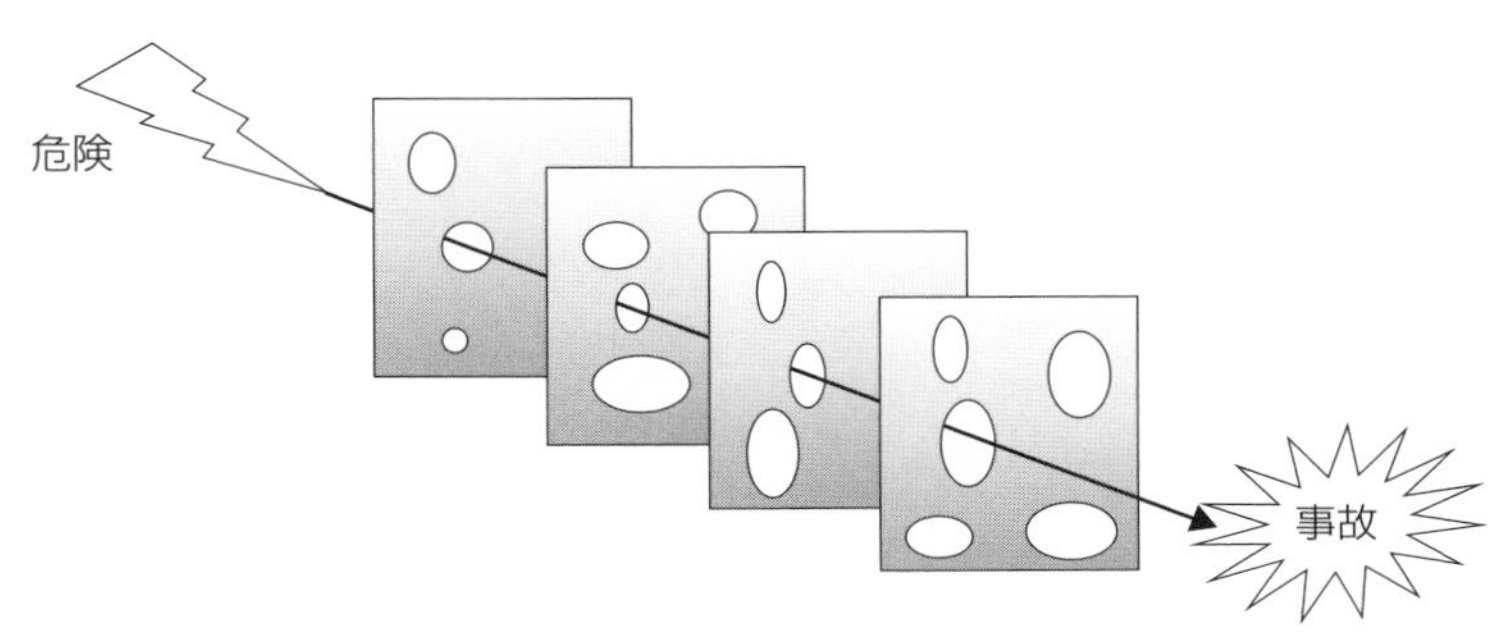

図3-1　スイスチーズモデル（Reason[4]をもとに著者作成）

り、注意情報の表示方法もわかりにくかったことなど）を挙げ、ヒューマンエラーの発生を排除できない状態にあったとの分析を報告した。

近年、医薬品に関連した医療事故が増え、医薬品の安全管理が重要性を増しています。航空機や原子力発電所などの、一つの失敗が重大な事故や取り返しのつかない結果につながるような産業システムでは、「人間のすることにエラーはつきものである」として、あるスタッフがエラーを発生させたとしても、その他のスタッフや設備によって事故になるのを防ぐように何重もの防止策を敷くようになっています。それでも、完全無欠な防止策はなく、何重もの防護壁の隙間（すきま）を突いて事故が発生します。このような事故発生のメカニズムを図示したものが「スイスチーズモデル[4]」です（**図3-1**）。

医療現場では、一九九九年に不幸な医療事故が相次ぎ、医療事故防止のために学べることは学び、良いものは取り入れていこうとする気運が高まりました。そして、医薬品の事故を防止するための安全管理として、医薬品の名称の類似性や、外観の類似性などの要因が中心的に検討されました。その後、行政レベルで積極的な改善策が打ち出され、製薬企業と医療機関がその対応に努めた結果、名称が類似した医薬品は発売前に類似性がチェックされ、危険を未然に防ぐシステム（医薬品類似名称検索システム）によって、製剤と容器の表示方法や販売名について改善が行われるようになりました。また、各医療機関でも、医薬品の取り間違い事故を防ぐために、人によるダブルチェックや、機械によるバーコードチェックを導入したり、組織内で医療安全対策チームを編成して、インシデント[*1]やアクシデント[*2]を誘発しやすい環境を改善し、万が一ミスが発生してもそれが吸収されるような防止策を立案して、それらに必要な資源を配分して安全管理に努める業務（リスクマネジメント）が行われるようになりました。さらに、二〇〇四年からは日本医療機能評価機構が、各医療機関で発生した医療事故情報やヒヤリ・ハット事例を収集し、分析と情報提供を行うようになりました。

一方で、各医療機関では、さまざまなエラーや対策に関する情報が増え、できることはすべて加算的にやっているけれど効果が出ているのか分からない、かといってやめるのも心配といったような声が聞かれるようになりました。ある医療機関の薬剤部では、業務中は話さないようにとの注意看板をぶら下げ、名称が類似した薬剤は棚の名称ラベルを目立たせ、間違いやすい薬剤棚の周囲をマーキングし、事故やヒヤリ・ハット情報が届くたびにポスターにして掲示板に貼り出していました。しかし、注意喚起による対策は、時間がたつにつれて効果が薄れてしまいます。管理者も対策が競合したり、逆効果になったりしているのではないかと感じつつも、確信がないのでそのまま継続し、対策コストが増えていくといった葛藤がありました。そのような背景から、対策の棚卸しをするために、筆者は、ヒヤリ・ハットデータを収集して特徴と原因を分析し、改善策を検討するプロジェクトのお手伝いをすることになりました。

医療分野では、症例や治療法の情報を収集し、医療行為の意思決定を、データに基づいて行う「科学的根拠に基づく医療（ＥＢＭ：エビデンス・ベースト・メディスン）」が浸透しています[(5)]。業務を改善する取り組みにも同様の考えを適用する動きが、いくつかの病院で始まっていました[(6)]。次節では、ある病院薬剤部の計数調製業務で行われている鑑査で記録されているエラー情報を利用して、エラーの原因を分析し、改善提案を行った事例を紹介します。

3 ある病院薬剤部の計数調製業務における事例

S病院は、一日の平均患者数が二七四二人（外来一九四四人、入院七九八人）、二九の診療科を持つ地域の中核病院でした（二〇〇九年調査時）。そしてこの病院の薬剤部では、毎朝、入院患者に処方される医薬品を定期処方として取り揃える業務（計数調製業務）を行っていました。この計数調製業務の流れは**図3-2**のようになっており、図中の計数調製は次の①から⑥の手順で行われていました。これらの業務を当該薬剤部では、平日の朝に所属する薬剤師の約八割（二五～三〇名）で約一時間かけて一斉に行い、その後は各部署に分かれ、外来処方や臨時処方を四～五名で行うという勤務体制でした。この業務で発見されたエラーは、ヒヤリ・ハット事例として記録され、エラーが発見された場合に、翌日の業務開始前に注意喚起され、薬剤部内の掲示板に発生件数が示される仕組みになっていました。計数調製業務の過程は次の通りです。

①処方監査　処方箋記載事項、医薬品名、用法及び用量、相互作用などを確認する。不備、疑問点等がある場合は薬学的知見に基づき、処方医に疑義照会する。また、場合によってはカルテ記載内容まで確認する。

②処方箋及び薬袋の確認　処方箋及び薬袋に患者氏名、処方番号、用法用量等薬袋記載事項が正しく出

＊1　ヒヤリ・ハットとも言い、患者に傷害を及ぼすことはなかったが、「ヒヤリ」としたり、「ハッ」としたりした事例。

＊2　患者に被害などの影響及び処置が必要となった事故事例。

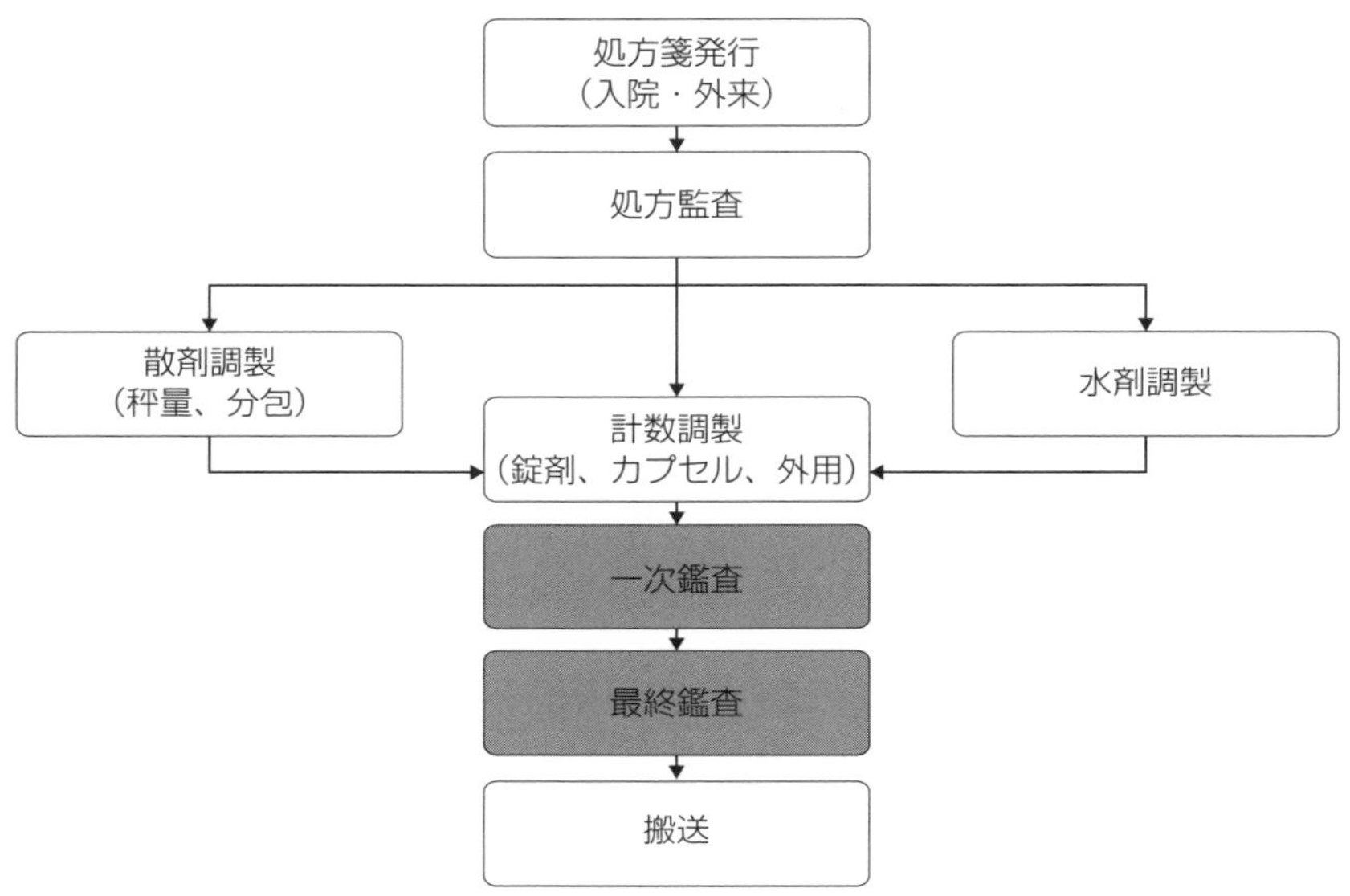

図 3-2　医薬品の計数調製業務の流れ

力されているか確認する。

③**取り揃え**　医薬品棚から処方医薬品を集める。処方箋とよく照らし合わせて行う。医薬品名、用量規格、剤形、包装形態などに注意するとともに、棚へ戻すときは再度確認を行う。

④**調剤印の押印**　処方箋（薬剤部用・病棟用）、薬袋及びラベル等に調剤印を押す。

⑤**袋詰め**　取り揃えた医薬品は再度処方箋及び薬袋の記載内容を確認しながら、薬袋に入れる。

⑥**鑑査待機**　調剤が終了した医薬品は、それぞれ鑑査用のかご（入院定期、入院臨時及び外来）に入れる。

当該薬剤部でチェックされている項目は**表3-1**の通りでした。[*3] 言うまでもなく、一週間に発生するエラー件数はほとんどなく、ある程度データが蓄積されなければ発生原因を分析できません。そこで、当該薬剤部から医薬品を払い出す前に必

表 3-1　鑑査における15種類のチェック項目

項　目	内　容
①別薬品	処方箋に記載されている医薬品と別の医薬品が集められている。
②規格違い	処方箋に記載されている医薬品であるが，規格が異なる医薬品が集められている。
③数量過不足	処方箋に記載されている数量と異なる。
④集め忘れ	処方箋に記載されている医薬品が取り揃えられていない。
⑤添付用紙	処方箋に記載されている医薬品の説明書が取り揃えられていない。
⑥分包数	処方箋に記載されている医薬品の分包数と異なる。
⑦薬袋入違い	他の患者の薬袋，剤形の異なる薬袋への入れ間違い。
⑧賦形量誤	賦形（増量混合）量が運用規程量でない。
⑨色線違い	散薬分包紙に引く色線が運用規程に則った色でない。
⑩薬札袋指示	処方の過程で変更があったにもかかわらず，薬袋または薬札（ラベル）に印字されている指示事項が修正されていない。薬札（ラベル）が貼られていない。
⑪目盛指示	服用時に混合する水剤などは，水剤薬札（ラベル）に印字されている１回服用量指示を薬剤師が修正する必要があるが，それがなされていない。計量カップのつけ忘れ。
⑫相互作用	処方箋に記載されている医薬品の相互作用が確認されていない。
⑬用法確認	処方箋に記載されている医薬品の用法に疑義があるにもかかわらず処方医に確認されていない。
⑭用量確認	処方箋に記載されている医薬品の用量に疑義があるにもかかわらず処方医に確認されていない。
⑮その他	上記区分に分類されないエラー。

＊3　当該薬剤部では、一般的なヒヤリ・ハット事例に当たらないエラーについても鑑査時にチェックの対象としていた。

ず行われている鑑査業務で記録されている「ヒヤリ・ハット報告」のデータを一年間集積し、分析することにしました。一五のチェック項目のなかでも「①別薬品」及び「②規格違い」のエラーは薬剤部でチェックを擦り抜けてしまうと、看護師や患者では間違いに気づきにくい上に、重大な医療事故につながる可能性があるため、特に注意が必要であるエラーとして認識されており、チェックだけでなく、何と何を間違えたのかを記載するようになっていました。

4 計数調製業務におけるエラーの特徴

約一年分のデータを集積し、分析した結果を以下に示します。

A ヒヤリ・ハット事例の割合

ヒヤリ・ハット事例として報告された一五項目のエラーの総数は、全処方箋発行枚数の三%で、この三%中の一五項目のエラーの割合を算出した結果が**図3-3**です。割合の高い項目から順に、③数量過不足、⑤添付用紙忘れ、④集め忘れ、②規格違い、①別薬品でした。上位三つのエラーは、行動の途中で必要な情報を失念する「ラプス（lapse）」というエラーであり[4]、情報を一時的に保ちながら操作するための記憶（作動記憶）が関わっていることが考えられました。

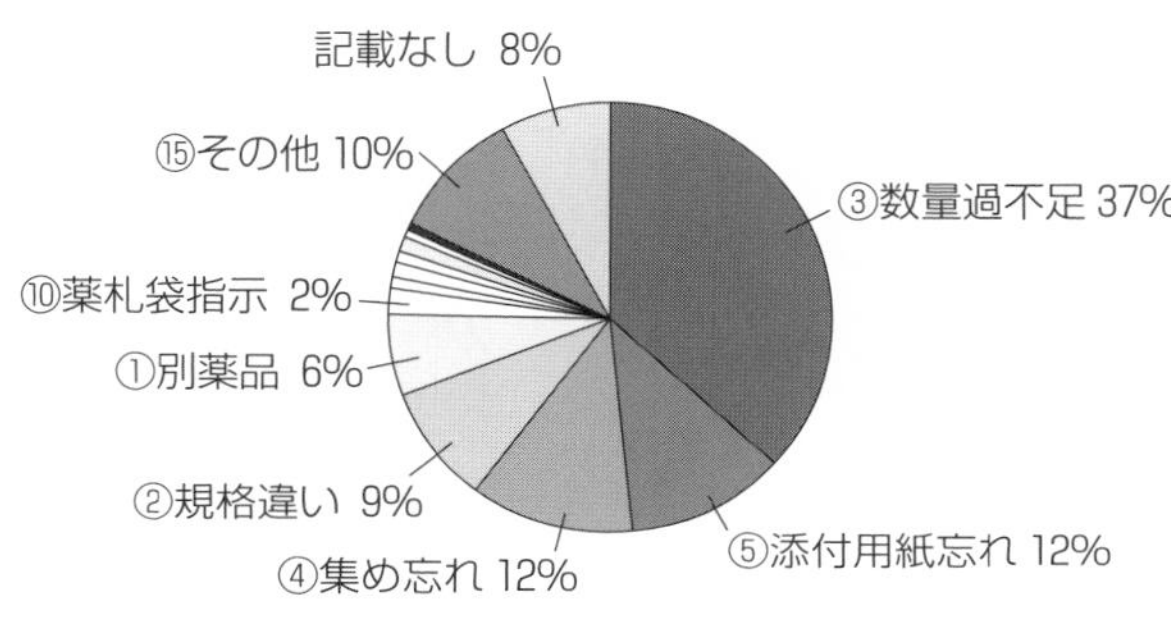

図 3-3　エラーの発生割合

B　発生場所

次に、取り間違いがあった医薬品について発生した場所との関係を調べることにしました。しかし、当該薬剤部では、重大事故につながる可能性の高い「①別薬品」と「②規格違い」のエラーのみ医薬品名を記録することになっていたので、上位三つのエラーについては、発生場所を特定することができませんでした。このため、以降の集計は医薬品名の記録のある「①別薬品」と「②規格違い」についてのみ行いました。

当該薬剤部では、約九七〇種類の医薬品を薬効別に八分類（消化器官用剤・循環器官用剤・管理薬・劇薬・抗菌薬・抗アレルギー薬・外用薬・吸入薬）して棚に配置していました。そこで、配置場所が特定できる医薬品について、医薬品棚のどの領域で取り間違いが多く発生しているのか、棚別に集計を行いました。その結果、取り間違いが多い棚は医薬品の処方頻度が高い棚でもあることがわかりました。また、取り間違いの八三％は、同じ薬効の医薬品棚や引き出しの中で発生しており、別の棚の医薬品と間違えている事例は全体の八％でした。さらに、同じ医薬品棚内で発生した事例の位置関係を調べてみると、棚の上部では左右の隣接する位置で、引き出し（下部）でも、同じ引き出しの中で取り間違いが発生していることが明らかになりました。以上の調査から、「①別薬品」「②規格違い」のエラーは、無意識的に意図とは異なる行動を行って発生したスリップ[4]（slip）が多いことが明らかになりました。

当該薬剤部の計数調製業務で発生する取り間違いの特徴をまとめると次のようになります。

・当該薬剤部のエラーの六割は一時的な記憶の保持に失敗したために発生するエラー（ラプス）である。
・重大事故につながる可能性のあるエラー（①別薬品と②規格違い）は全体の一五％で、隣接位置にある医薬品の取り間違い（スリップ）が多い。

これらのエラーは意図せずに起こるエラーで、作業の中断や、注意が散漫になる状況で起こりやすいのですが、注意喚起が徹底されているにもかかわらず、処方箋を見ながら医薬品を取り揃える作業で、中断が起こったり注意が散漫になったりする理由がよく分かりません。そこで、実際の計数調製業務中の様子をビデオに撮影して、何が起こっているのかを観察することにしました。

5　エラーの予測と計数調製業務の観察

観察に先立ち、観察の焦点を絞るために、調査期間中の約三カ月間に発行された処方箋（三万一二七五部）と医薬品棚に配置されている各医薬品（約九七〇種類）の処方頻度を層化無作為二段抽出法という方法で、全体の割合が反映されるように無作為に約一〇〇〇枚を抜き出してサンプリング調査をしました。そして、この結果をもとに、取り間違いの発生した時期に処方された医薬品の棚別処方頻度割合を算出し、執務者三〇名がどのような割合で棚の前に集まったのかを試算してみました。すると、当該薬剤部の医薬品棚（一つの棚は縦

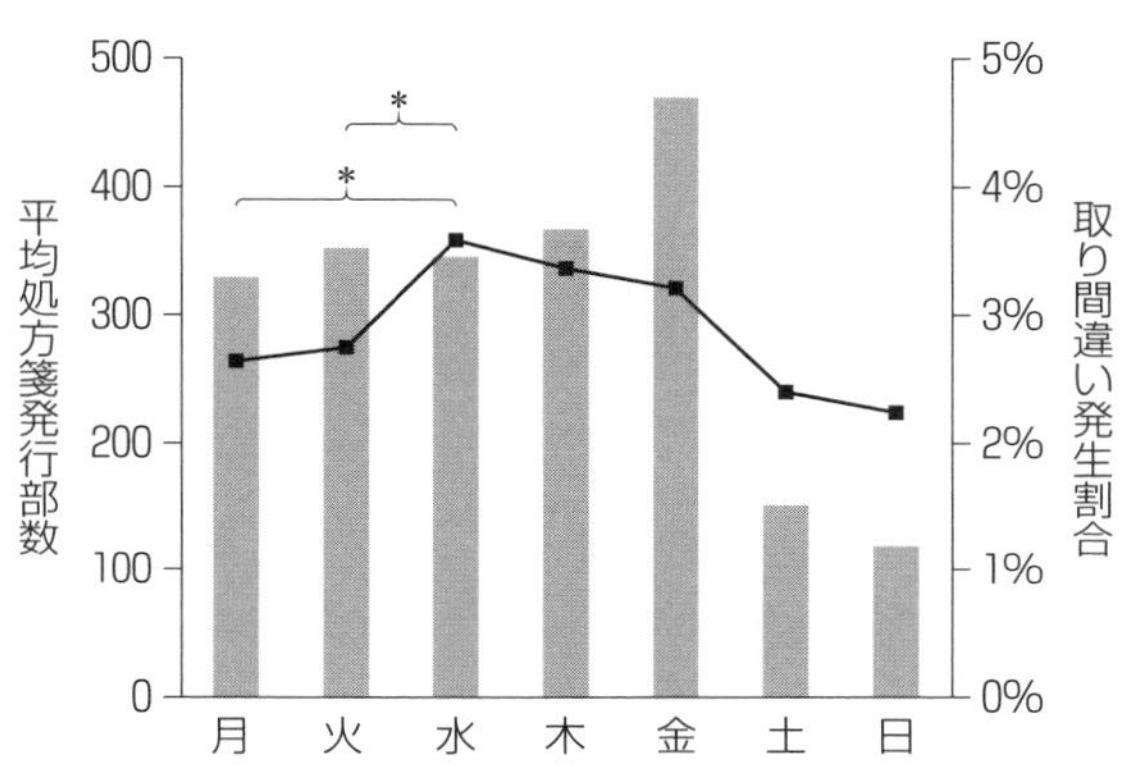

図 3-4　平均処方箋発行部数（棒グラフ）と取り間違い発生割合（折れ線グラフ）
注：アスタリスクは有意差（$p<.05$）を示す。

一〇〇センチメートル、幅九〇センチメートル、床上八五センチメートルに設置）と、そこに集まる執務者の平均的な肩幅（約五三センチメートル[7]）から、医薬品棚の前の定員を二名と概算してみますと、処方頻度の高い棚の前にはスペースの約二倍の執務者が集まることが計算上明らかになりました[8]。必然的に混雑が生じ、このことが執務者間での接触や干渉を生じさせ、ぶつかったり声をかけられるなどして、計算中の数を忘れたり、混んでいるから後回しにしようとして集め忘れたりした可能性が考えられます。また、混雑時には、医薬品棚に対して正対位置ではない方向から手を伸ばして間違って隣接する上下左右の位置の医薬品を取ってしまう可能性は十分に考えられます。

次に、観察の日程を決めるために、曜日別にヒヤリ・ハット事例の発生件数を集計してみたところ、祝祭日を除く平日（月〜金曜日）のエラー率（総処方箋発行数における発生件数の割合）について、処方箋発行枚数は同程度であるにもかかわらず、エラー率が高い曜日（水曜日）が発見されました（**図3-4**参照）。曜日間でエラーの発生割合に違いが見られる理由としては、当該薬剤部では**表3-2**のように、曜日によって病棟の医薬品払い出しの優先順が設定されており、この優先順による業務手順の違いが影響を及ぼしている可能性が考えられました。そこで、優先病棟の処方について、一回に処方される医薬品の種類の平均を算出した結果、水曜日に優先調製となっている循環器内科病棟は、処方箋一枚当たりの処方医薬品の種類が他の病棟より多いことが明らかになりました（図3-5参照）。また、循環器内科病棟は、処方医薬品の約半数（四八・三％）が循環器官用棚に配置されている医薬品であり、他の病棟と比べて極端な偏りがあることも分かりました（図3-6）。これらの病棟の処方医薬品の割合から計数調製業務を行う人数（三〇名）を試算しますと、水曜日は循環器官用剤を優先的に取り揃える執務者の約半数が同じ棚の前に集まり、月曜日や木曜日は優先病棟が設定されていても、他の曜日と同程度の業務の流れとなっていることが推測できます。

以上のような仮説に基づいて、処方頻度が同程度の月曜日、火曜日、水曜日の同時刻（八時四五分～九時四五分）に二台のビデオカメラを設置して実際の計数調製業務の観察を行いました。分析は、撮影した録画画面を見ながら、各医薬品棚の前で取り揃え業務を行う薬剤師の人数を目測で数え、記録しました。五分ごとの延べ人数を図3-7に示します。また、各曜日の累計人数を図3-8に示します。優先病棟が設定されている月曜日と水曜日は執務者が同じ医薬品棚に集まることによって、混雑のピークが発生しているのが分かります。一方、優先病棟のない火曜日は、執務者が分散しています。さらに、取り揃え業務中の執務者の行動の特徴として、優先病棟がある曜日には棚の前を頻繁に出入りしたり、正対位置ではない方向から医薬品を集めるといったエラーにつながる可能性の高い行動が観察されました。

表 3-2　計数調製業務における曜日別優先処方

1. 臨時で服用開始時間の早い処方
2. 退院処方（特に本日退院）
3. 定期処方（曜日別に優先病棟あり）
   月：消化器内科病棟定期処方
   火：優先病棟なし
   水：循環器内科病棟定期処方
   木：呼吸器内科病棟定期処方
   金：優先病棟なし
   土：優先病棟なし　定期処方箋発行なし
   日：優先病棟なし　定期処方箋発行なし
4. 臨時処方（急がない処方）

注：病棟で優先をつけるのは定期処方のみ。

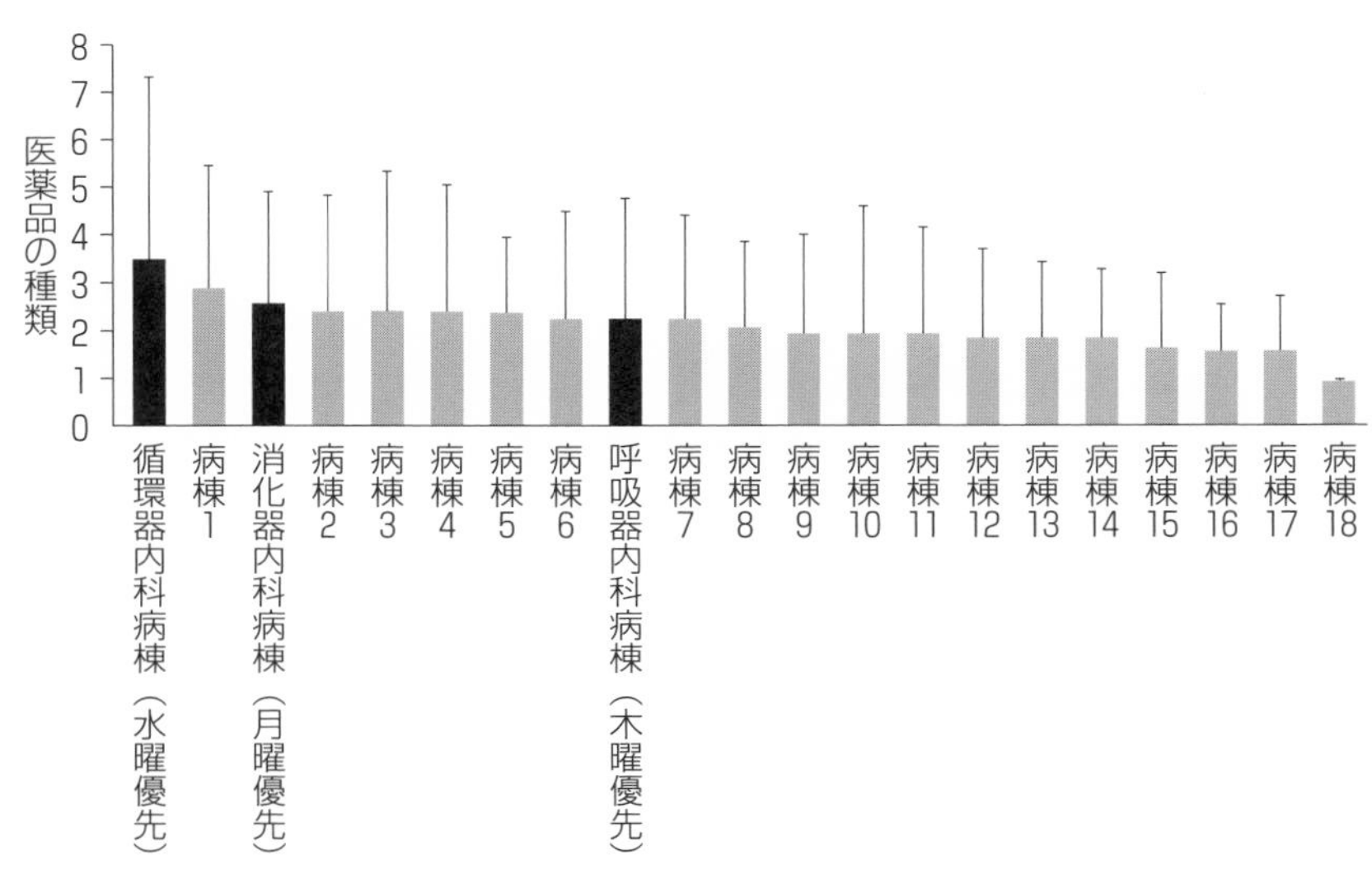

図 3-5　処方箋１枚当たりの名称・規格別処方医薬品数

注：エラーバーは標準偏差を示す。

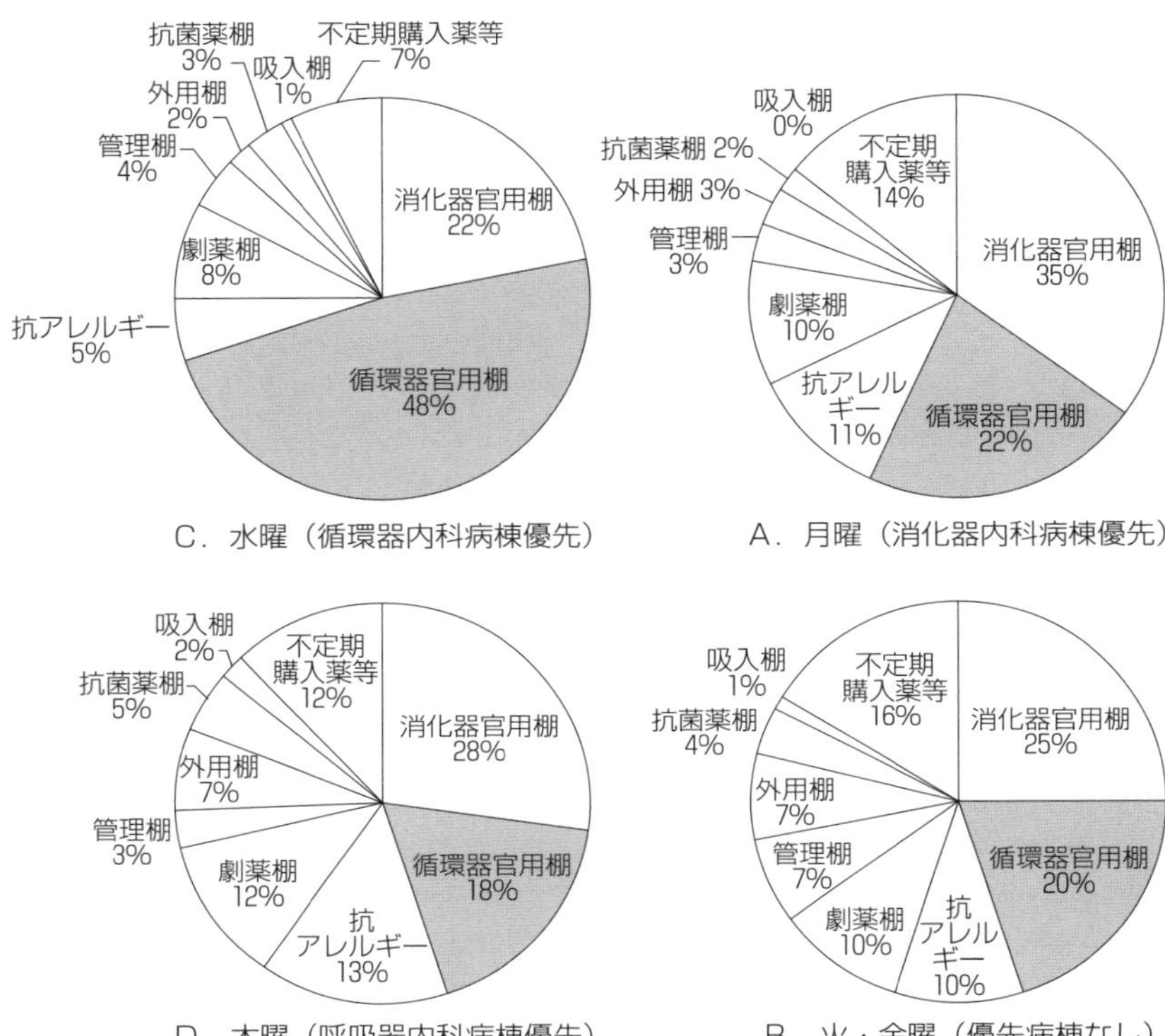

図 3-6　処方医薬品の割合

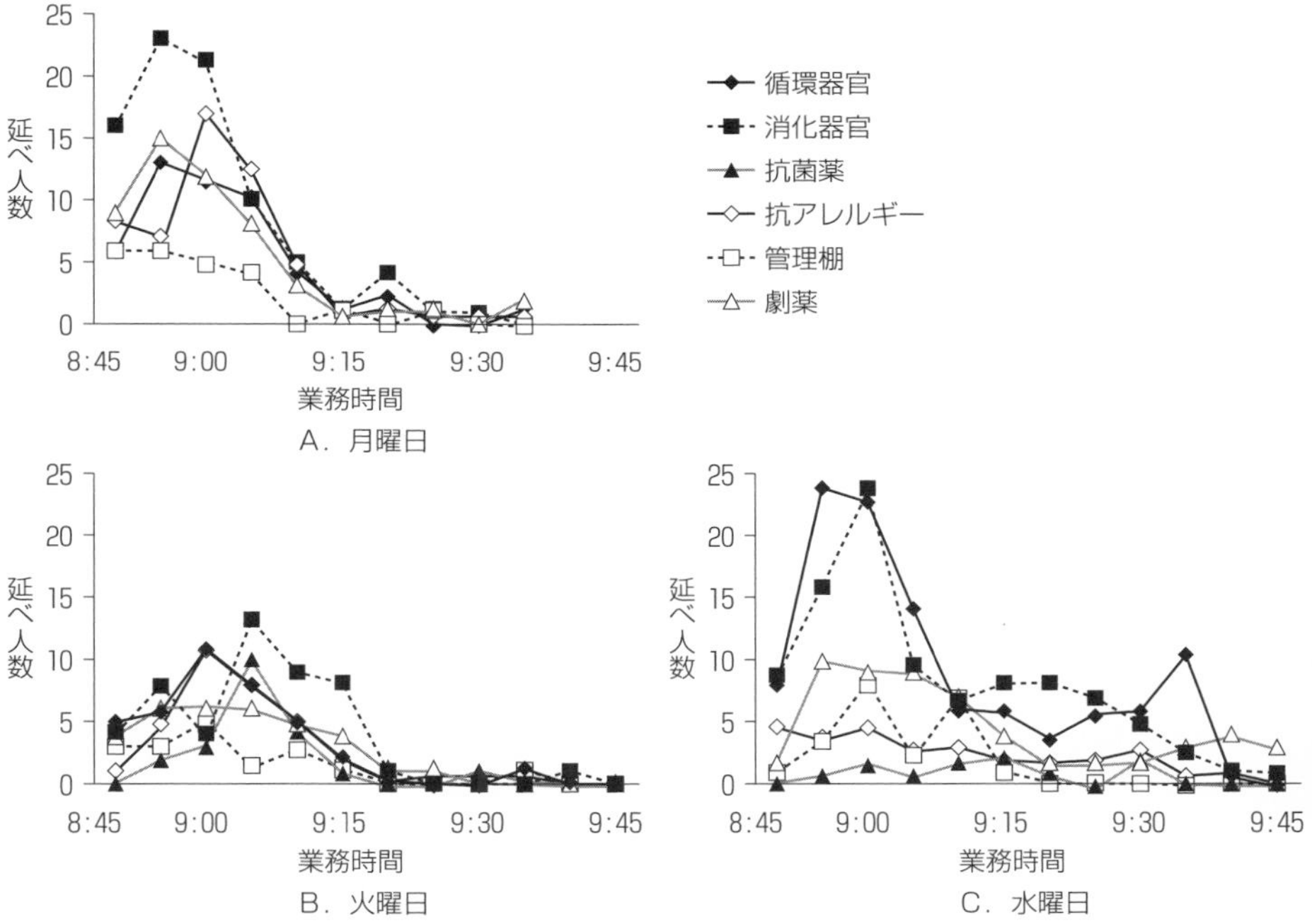

図 3-7　計数調製業務における各医薬品棚の前の執務者数

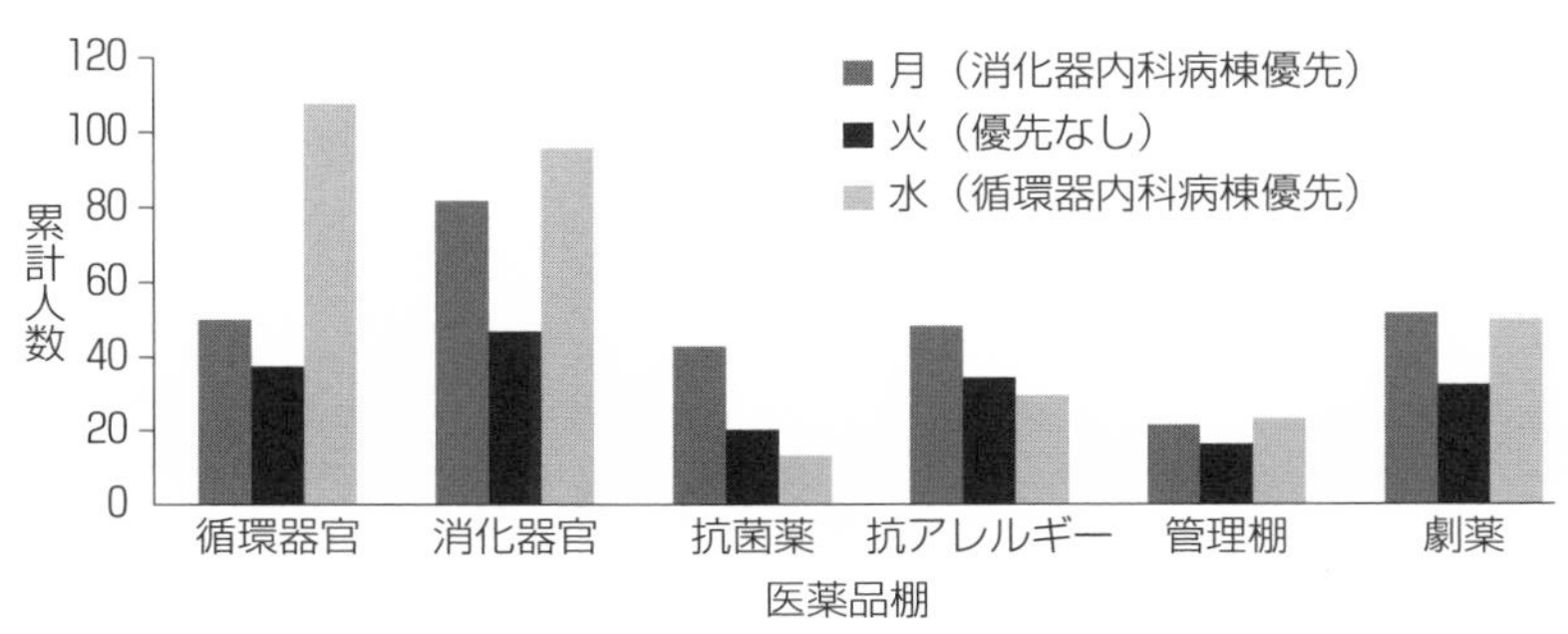

図 3-8　各曜日の計数調製業務における各医薬品棚の前の執務者数

6 観察結果からの考察

当該薬剤部のヒヤリ・ハット事例は、一時的な記憶が保持できないために発生するエラーが多いという特徴がありました。また、曜日別に調べてみると、処方箋の発行枚数は大差がないのに水曜日はエラーが多いという特徴が発見され、理由を調べてみると、水曜日は循環器官と消化器官の医薬品が多く処方される病棟が優先的に医薬品の払い出しをされる日だということが明らかになりました。そして、これらのデータから、循環器官と消化器官の医薬品棚の前が混雑することがエラーの原因ではないかと仮説を立て、実際に曜日別に業務を観察したところ、仮説通りの行動が観察されました。以上の結果から、当該薬剤部の取り間違いの原因の一つは、「混雑」であることが分かりました。

一連の調査を通して、これまで当該薬剤部では、「みんなでやればすぐに済む」という考えで、計数調製業務を朝の一時間に総出で行っていたのですが、一斉作業がかえって混雑を生み、エラー発生の原因となっていることが明らかになりました。また、混雑時は作業動線が一方向ではないことが観察によって明らかになったことで、薬の過剰投与を防ぐために作業動線の手前に規格の小さい医薬品を置くという対策は、あまり機能していないことなども明らかになりました。

7 事故を防ぐ持続可能な取り組みに向けて

本章では、根拠に基づいた対策と改善を行うために、ある医療機関のヒヤリ・ハットデータを収集し、分析をした事例を紹介しました。発生件数は少なかったのですが、離れた位置にあるのに取り間違えたエラーの分析[9]も加えた一連の調査の結果は、薬剤部で行われているいくつかの業務を見直したり、対策の意思決定を行ったりする際の根拠資料となりました。また、鑑査業務のデータを他の情報（薬の位置情報や処方頻度情報）と関連づけることで、曜日ごとに処方される薬剤の頻度から最適人数を計算して業務の人員を調整したり、あまり機能していない対策を見直したりして改善に役立てる可能性も見えてきました。

本調査でエラーの誘因として明らかになった「特定病棟の優先処方」は、病院全体の他の業務とも関わっていたため、他の部署とも相談し、全体として最適化していく課題となりました。以降も継続的に、指標となるデータを収集し、調査の範囲や分析対象を焦点化していけば、少ない労力で対策の効果を検証することも可能になるでしょう。データに基づいた提案であれば、改善や提案を組織的に行う際の合意形成も容易になります。うまくいけば、他の医療機関と情報交換をして、同じ指標で比較したり、標準化したりしていくなどの展開も期待できるのではないでしょうか。

残念ながらプロジェクトの終了に伴い、S病院薬剤部のリスクマネジメントのお手伝いも終了してしまいましたが、国民のインフラである医療システムをより安心・安全に稼働させるためには、医療従事者だけでなく、周辺領域の専門家や技術者が知恵を出し合い、継続的に関わり続けられる仕組みを作ることもまた課題と言えるでしょう。

【付記】

本研究は昭和大学「医の倫理委員会」の承認を得て実施された研究である。

本文中の調査は、平成二一年度経済産業省委託事業「サービス工学研究センター基盤整備事業」の一環として実施された。

【引用文献】

（1） 厚生労働省（2020）「出生の場所別にみた市部－郡部・年次別出生数・百分率」「死亡の場所別にみた年次別死亡数・百分率」『令和元年（2019）人口動態調査 人口動態統計 確定数』（二〇二〇年九月一七日）https://www.e-stat.go.jp/dbview?sid=0003411600, https://www.e-stat.go.jp/dbview?sid=0003411652（二〇二一年五月一日閲覧）

（2） 河野龍太郎（2014）『医療におけるヒューマンエラー――なぜ間違える どう防ぐ（第二版）』医学書院

（3） 大阪府立急性期・総合医療センター事故調査委員会（2015）『筋弛緩薬誤投薬事故に関する再発防止策について』（二〇一五年五月二九日）大阪府立急性期・総合医療センター医療安全管理室

（4） Reason, R. T. (1997) *Managing the risks of organizational accidents.* Ashgate.

（5） Evidence-Based Medicine Working Group. (1992). Evidence-based medicine: A new approach to teaching the practice of medicine. *Journal of the American Medical Association*, **268**, 2420–2425.

（6） 本間康裕（2014）「医療の質を向上させるデータサイエンティスト――岐阜大学と広島赤十字病院の取り組み」『日経コンピュータ』（二〇一四年八月一日）http://itpro.nikkeibp.co.jp/atcl/column/14/071400002/072400005/?ST=bigdata（二〇二一年五月一日閲覧）

（7） 産業技術総合研究所（2005）「ＡＩＳＴ人体寸法データベース一九九一－九二」産業技術総合研究所人工知能研究センターデジタルヒューマン研究チーム（二〇〇五年三月三日）https://www.airc.aist.go.jp/dhrt/91-92/（二〇二一年五月一日閲覧）

（8） 羽渕由子・竹ノ内敏孝（2012）「よりよい医療サービス提供に向けたヒヤリ・ハット情報の活用」本村陽一・竹中毅・石垣司編著『サービス工学の技術――ビッグデータの活用と実践』東京電機大学出版局、一二四－一三九頁

（9） 羽渕由子（2016）「処方箋中の医薬品の共起頻度に基づく取り間違いエラーの予測」『日本認知心理学会発表論文集（第一四回大会）』七七頁

第4章 これからの医療と情報 ——患者と医療者を結ぶために

【南部美砂子】

1 はじめに

本章では、患者と医療者を結ぶための方法について、情報デザインという観点から考えてみます。情報の中身はもちろん重要ですが、それだけでなく、情報をどのように伝えるのか、そこでどのようなコミュニケーションを行うのか、どのような体験がよりよい医療につながり得るのかといった広がりのなかで、情報のあり方や可能性を検討していきます。

その土台となるのが、ユーザ・エクスペリエンス（user experience：ＵＸ）という考え方です。情報デザインの分野では、情報通信技術の発展に伴い、デザインの対象や範囲が、情報機器の機能や形状だけでなく、使いやすさや分かりやすさ、使うことによって得られるユーザの体験や経験といった領域にまで拡大してきました。ＵＸには、ユーザの動機や期待、驚き、喜び、満足感、幸福感などのあらゆる心理的要素が含まれており、ユーザの日常的な生活状況や価値観なども重視されます。つまりUXは、情報機器ではなくユーザを中心に置いて、その世界全体をよりよいものにしていこうとするデザインのアプローチです。

ここでの「ユーザ」を「患者」に置き換えてみると、患者にとってのよい体験、すなわちpatient experience（以下、患者体験）とは何か、その体験に医療現場の情報機器や情報システムがどのように関係しているのかという問いが立ち現れてきます。この問いに対し、本章では、「電子カルテシステム」と「インタラクティブ教育ツール」という二つの情報システムを取り上げ、これらが使われている現場を対象とした研究を紹介しながら、患者と医療者を結ぶための情報のあり方について考えていきます。

2 医師と患者と電子カルテシステム

研究例の一つめは、外来の診察室を対象としたフィールド調査です。[1] この調査では主に、医師による電子カルテシステムの操作と、医師-患者間のコミュニケーションに注目しました。

電子カルテをはじめとする医療情報システムの直接のユーザは医師などの医療者であり、患者はシステムを実際に操作するわけではありませんが、医師が患者の目の前でシステムを操作しながら問診や診断をするという診察室の状況を考えると、患者（や同席している家族など）も広義のユーザと言えます。そこではいったい何が起きているのでしょうか。情報システムの操作は、医師-患者間のコミュニケーションの経過や患者体験にどのような影響を及ぼしているのでしょうか。さらに言うならば、医師が入力などの操作にかかりきりで患者に視線を向けず、患者の満足度や信頼感が大きく低下するようなことが実際に起きているのでしょうか。こうした点について探索的に検討するために、外来診察室のフィールド調査を実施しました。

A　調査概要

ある大学病院の外来診察室を対象として、延べ約二二時間三〇分の音声・映像データを収集しました。総合診療科や消化器内科など四つの診療科から、四名の医師の協力を得ることができました。患者や家族には医師が個別に調査目的の説明を行い、同意が得られたケースのみ撮影を行いました（ただし、患者や家族は映像に映り込まないように設定しました）。診察には調査者が同席し、撮影と同時に観察メモを取りました。調査後に、音声データ中の発話をすべて書き起こし、匿名化などの作業を行いました。

B　分析1——医師の電子カルテ操作

はじめに、医師による電子カルテシステムの操作について分析を行いました。患者のカルテを開いてから閉じるまでの作業の流れを整理し、標準的なステップからの逸脱や、明らかなトラブルやエラーを抽出しました。**図4-1**は、作業の流れの一例です。

ここでは、「検査オーダーのメニューが見つからない」というトラブル事例について考えてみます。このトラブルの原因の一つは、探している項目が画面上の見えるところにない、何段階か下位のメニュー階層のなかに含まれているという、ユーザインタフェース（user interface：ＵＩ）上の問題でした。こうした問題の多くは、画面上の情報の構造や配置、表現の工夫によって改善し得るものです。

しかしこのトラブルの展開には、ＵＩ以外の要因、すなわち診察室という環境や診察という文脈、そこでの医師‐患者間のコミュニケーションなどが深く関与していました。具体的には、医師が問診を終えて画面に向

カルテオープン
検査結果の確認
患者入室
検査結果の説明
経過観察の記入
検査オーダー
検査説明書の印刷
検査同意書の印刷
検査オーダー
診察予約
カルテ記入
体重測定
患者退室
経過観察の記入
カルテクローズ

図 4-1　電子カルテシステムの操作例

かいマウスを動かしながら検査オーダーのメニューを探しているちょうどそのとき、それまでずっと相づちを打つだけだった患者が突然、予後に関するややデリケートな質問をしてきたのです。このタイミングでの介入によって医師は、患者との会話とシステム操作という二重課題の注意分割状態（ながら状態）となり、検査オーダーのメニューの探索に十分な注意を向けることができませんでした。その結果として、患者の質問に答えながら、画面上では矢印カーソルがさまよい続け、検査オーダーを完了するまでに時間がかかってしまったと考えられます。このように、医師にとって診察室は、同時に複数のタスクをこなさなければならない非常に認知的な負荷の高い情報空間なのです。

一方、患者の視点から見れば、情報システムがあろうとなかろうと、そもそも診察室というのは緊張度の高いコミュニケーション場面です。患者からの質問や積極的な会話への関与は医療の質や安全を高める上で重要ですが、診察室のなか、また医師と患者という関係性のなかで、患者が主体的に会話を進めていくというのはかなり難しいことです。ましてやそこに情報システムがあり、相手の医師はそれを操作しながら診察をしているとなると、患者にとってはなおさらコミュニケーションが難しく感じられるのではないでしょうか。

C　分析2——医師－患者間のコミュニケーション

ここではさらに、医師のながら診察（電子カルテシステムの操作）が患者体験に及ぼす影響について、医師－患者間のコミュニケーションの分析から考えてみます。当初筆者はは単純に、「医師による電子カルテシステムの操作が医師－患者間のコミュニケーションを阻害しているのではないか」と考えていましたが、分析の結果、それを覆すような大変興味深い事例がいくつも見つかりました。以下では、そのなかから三つの事例を取り上げます。これらは、医師による電子カルテの使い方が効果的なコミュニケーションにつながっていると考えられる事例です。

【事例1——声に出しながらの入力】

事例1は、医師が患者に質問し、その回答を一つひとつ声に出して復唱しながら電子カルテに入力（傍線部）している場面です（／／は重複部分）。

医師　自分では、それ何時ごろ？
患者　それは、えー、は、／八時半／
医師　／八時半／、八時半ごろ、ご主人がだね？
患者　はい
医師　ご主人が降りてきて

患者　はい
医師　呼びかけられて、はっと（両手を広げる）
患者　はい
医師　気がついたんだね？
患者　はい
医師　ご主人が二階、から、降りてきて、えー、呼びかけた、呼びかけた、とき、／に？／
患者　／から／、はい
医師　はっとした感じ？
患者　はい
医師　はっとして、意識が、記憶だな、／記憶／
患者　／戻った／
医師　記憶が、戻った感じ、／だね？／
患者　／はい／、はい
医師　戻った感じ、戻った感じ

このとき医師は、まったく患者のほうを向かずに画面を注視していました（図4-2）。しかし、患者との会話のほかに、入力する内容をそのまま声に出していたため、患者は医師が自分の話をきちんと聞いてくれているという実感を得ることができたと考えられます。また、もし入力内容に間違いがあったとしても、患者自身がその場ですぐに訂正することも可能です。「声に出しながらの入力」という医師のやり方が意図的なものかどうかは不明ですが、結果的にはそれが、一方向的ではなく相互に確認しながら進むコミュニケーションにつ

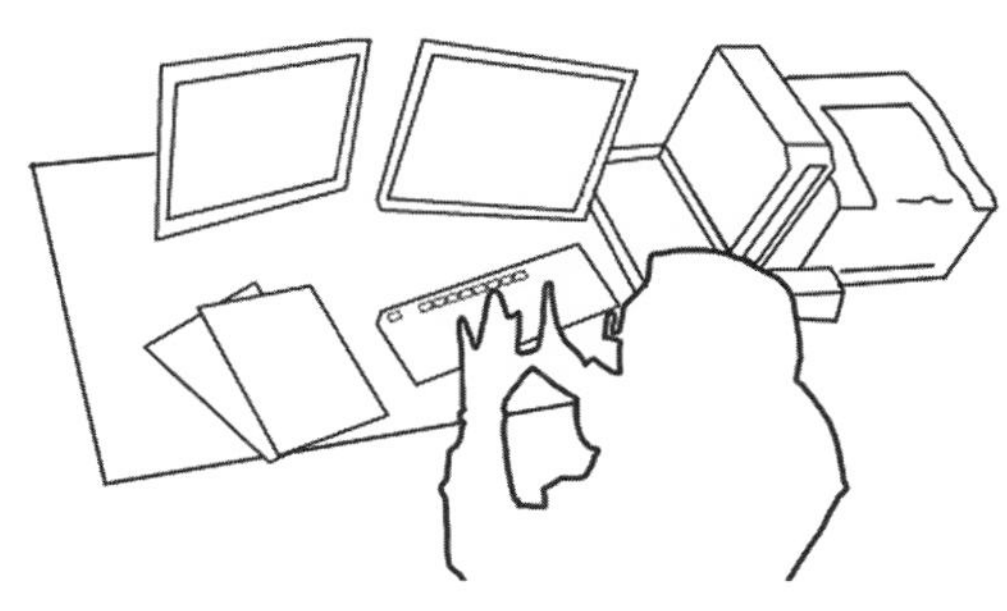

図4-2　声に出しながらの入力（事例1）

ながっていたと考えられます。これは医療の質や安全にとって、極めて重要な点です。

【事例2――身体とモニタの配置】

先の事例1では、二つのモニタ、メイン（右、操作する画面）とサブ（左、検査結果などを表示する画面）が横長の机に向かって平行からややハの字型に置かれ、特にメインは患者からも見える角度になっていました（図4-2）。

これに対し事例2では、モニタはV字型に置かれてメインが患者には見えないようになっており、**図4-3**に示すように、医師は身体とモニタの配置によって問診と入力のフェーズを明示的に切り替えていました。この特徴的な配置によって、医師と患者の領域は物理的に分けられており、医師はその領域内で個人的な作業（入力）をするか、領域間の境界を越えてコミュニケーション（問診）をするかを選択します。その選択に伴って、医師の身体の向きが明示的に切り替わるのです。医師がかなり意図的にコミュニケーションをコントロールしているとはいえ、これは患者にとって、話すタイミングが分かりやすく、会話しやすい場となっていたのではないでしょうか。

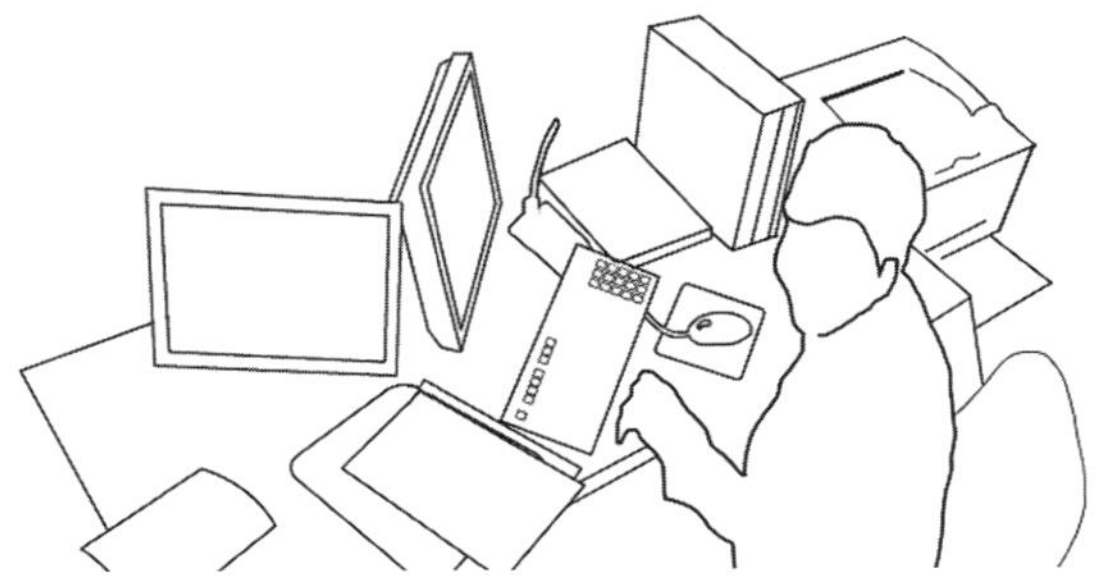

A．問診フェーズ「それから、食事は普通にできてる？」

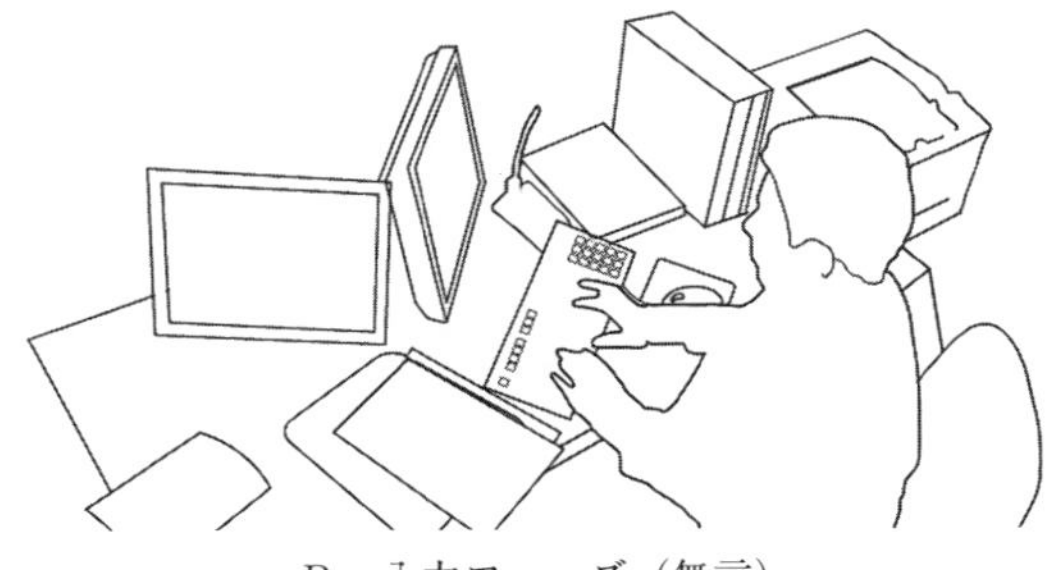

B．入力フェーズ（無言）

図 4-3　身体とモニタの配置によるフェーズの切り替え（事例 2）

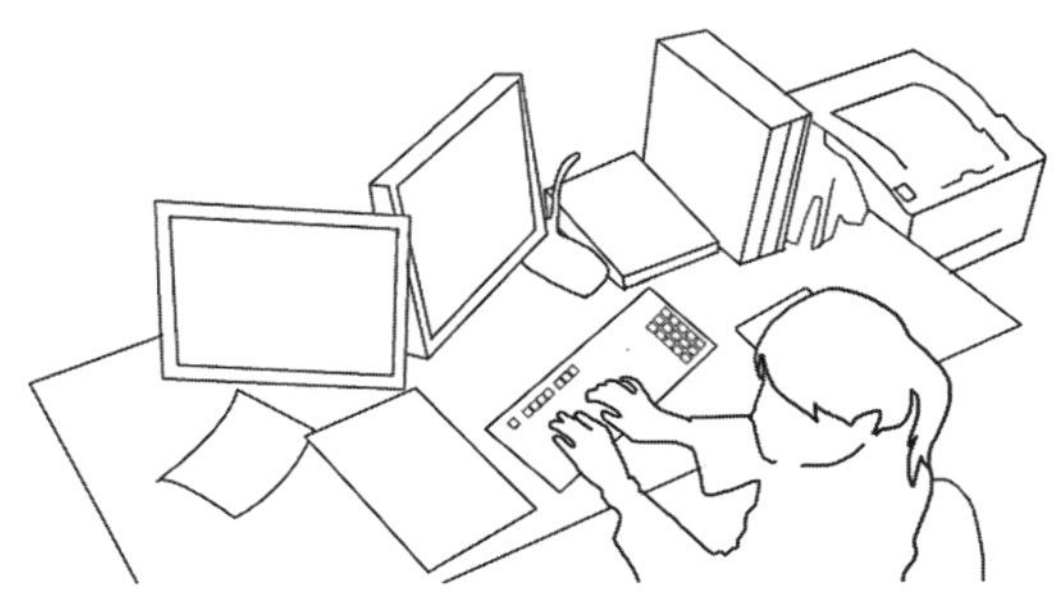

図 4-4　問診と入力の同時進行（事例 3）

【事例3――問診と入力の同時進行】

事例3の医師は、問診しながらほぼ同時に入力を行っています（**図4-4**）。

医師　変わらないけれどゆっくりと、ちょっと、食べづらくなってきた
患者　（聴取不能）
医師　時間かけたら、うん
患者　（聴取不能）
医師　（○○病院）に行ったのはいつですかね？
患者　平成○○年ですね
医師　二年前ですね、それは今のような症状で、行ったんですね
患者　（聴取不能）
医師　そこでは、検査は
患者　胃カメラ飲んで、（聴取不能）

モニタの配置は事例2に近いものの、このとき医師の身体はほとんど患者に向いており、視線は画面と患者の間を細かく素早く行き来していました。入力速度は非常に速く、問診と入力が重なり合うような形で同時に進行していました。また、医師の質問も患者の回答も短く、頻繁に話者交替が起きていました。電子カルテシステムを操作しながらの問診であることをほとんど感じさせないような、活発なコミュニケーションです。このとき患者は医師の入力作業をまったく気にせずに話し、医師は入力に注意を奪われずに問診をしていたと考えられます。

D　情報システムを取り込んだコミュニケーション

医師－患者間のコミュニケーションを詳しく見ていくと、情報システムの操作が単にコミュニケーションを阻害するというわけではなく、医師たちはそれぞれのやり方で、情報システムを取り込みながらコミュニケーションを作り上げていることが明らかになりました。声に出しながらの入力、身体と画面の物理的な配置、問診と同時進行の入力などが、効果的なコミュニケーションを支える重要な役割を果たしていました。

特に事例1（声に出しながらの入力）では、電子カルテシステムが、使い方次第で患者のより積極的な関与を引き出す可能性を持つことや、医師と患者が協働するための共有資源となり得ることが示唆されました。よりよい患者体験、よりよい医師－患者間コミュニケーションのためには、情報システムやその使い方も含めた診察室のデザインが必要と言えるでしょう。

なおこの研究では、調査実施上の制約により、患者自身によるコミュニケーションの評価を行うことができませんでした。患者体験の評価については、今後取り組むべき重要な課題であると考えています。

3　小児がん経験者のためのロールプレイングゲーム

もう一つの研究例は、小児がん経験者のためのインタラクティブ教育ツールの開発と評価です。[2] この開発は、筆者が所属する公立はこだて未来大学の必修科目である「プロジェクト学習」の実践として、医療プロジェクトに所属する三年生四名により行われました。さらにそのうち一名が、プロジェクト終了後も引き続き

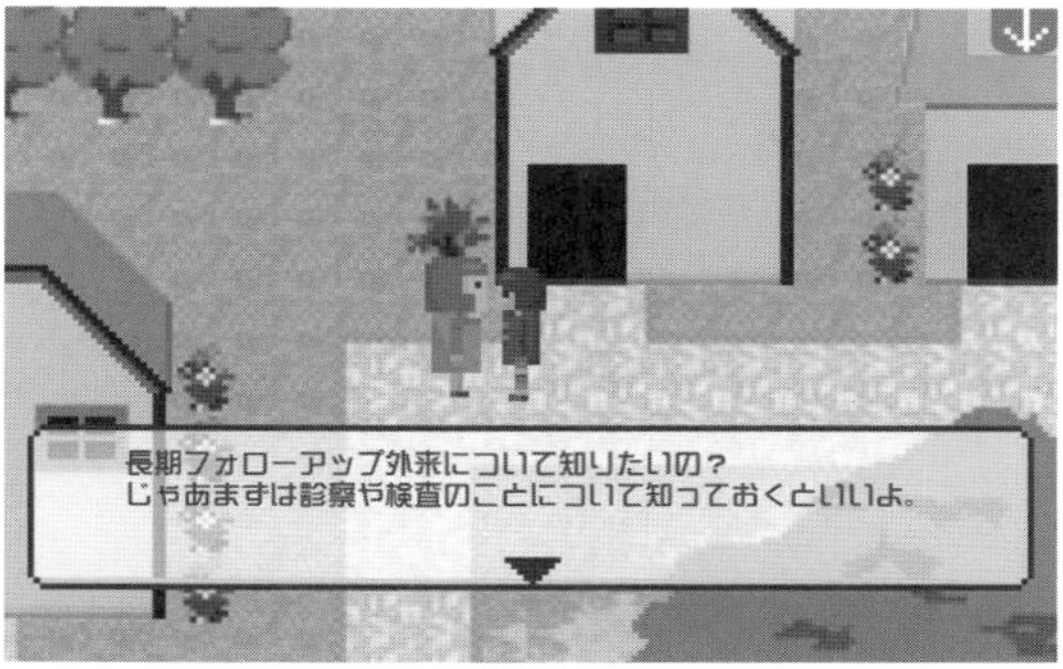

図4-5　ロールプレイングゲーム形式のFUN QUEST

卒業研究として評価を担当しました。

A　長期フォローアップ

小児がん経験者は、がん克服後に起こり得る晩期合併症（後遺症や副作用など）を予防・早期発見するために、長期にわたって継続的に診察を受ける必要があります。近年では、専門外来の設置をはじめとする長期フォローアップ体制の整備が進んできていますが、経験者自身が長期フォローアップの重要性を認識し、生活・健康の管理や継続的な受診に対して主体的に取り組めるようにするためのサポートについても、さまざまな角度から検討していくことが求められています。

しかし、特に小学校高学年から中学生の思春期にいる子どもたちは、周囲の大人と円滑なコミュニケーションを取りづらいこともあって、長期フォローアップの重要性を効果的に伝えることが容易ではありません。そこでこの研究では、日本小児白血病リンパ腫研究グループ（JPLSG）長期フォローアップ委員会教育作業部会の監修のもと、ロールプレイングゲーム（RPG）形式（**図4-5**）のインタラクティブ教育ツール「ファン・クエスト（FUN QUEST）――長期フォローアップ外来への招待」を開発しました。本ツールはJPLSGサイト（http://www.jplsg.jp/）の会員ページよりダウンロードすることができ、会員である医師のもとで実際に使用されていました。

B　ファン・クエスト

この教育ツールは、思春期の小児がん経験者が長期フォローアップの重要性について簡単かつ楽しく学ぶことを目標としています。経験者自身がゲームの主人公となり、与えられたミッションを達成していく冒険旅行のなかでさまざまな気づきや学びに出会えるように設計されています。ゲームの内容は次の四章に分かれています。

第一章　イントロダクション――自分の経験した病気や治療に関する復習（**図4-6**）、現在の体調や生活環境の確認（**図4-7**）。

第二章　長期フォローアップの目的、必要性、重要性の説明。その他の情報提供（再発、心の問題、二次がん）。

第三章　診察、検査、現在の治療、治療別の晩期影響、治療別の長期フォローアップ期間、健康管理と禁止項目、学習と進学、同じ病気と闘った仲間、メディアとの付き合い方に関する説明。さらに、主治医の判断に基づきパスワード入力によって閲覧できるように設定された、性的な事柄に関する説明。

第四章　エンディング――まとめのメッセージ、小児がん経験者の先輩からの応援メッセージ（**図4-8**）。

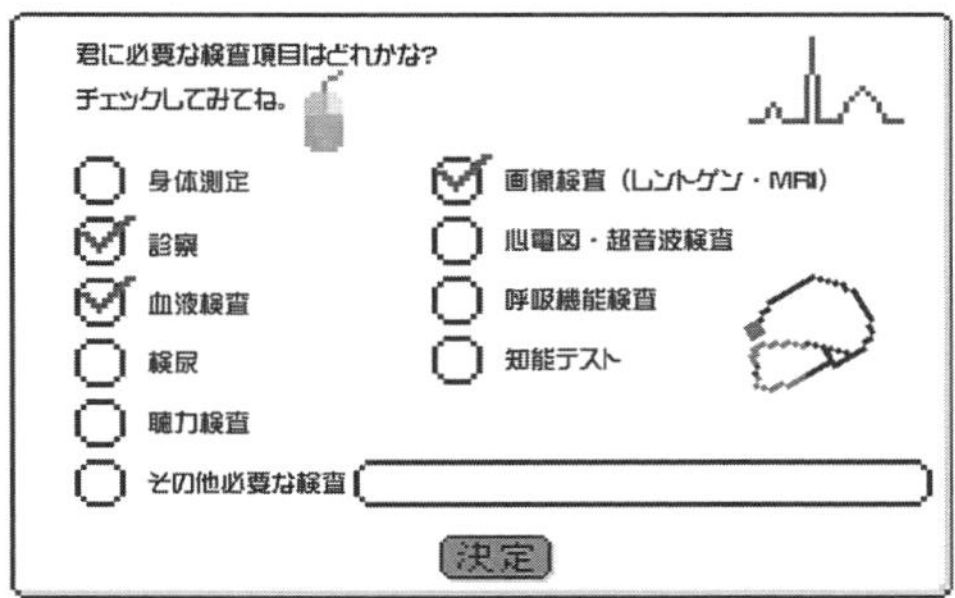

図 4-6　理解度チェック（復習）

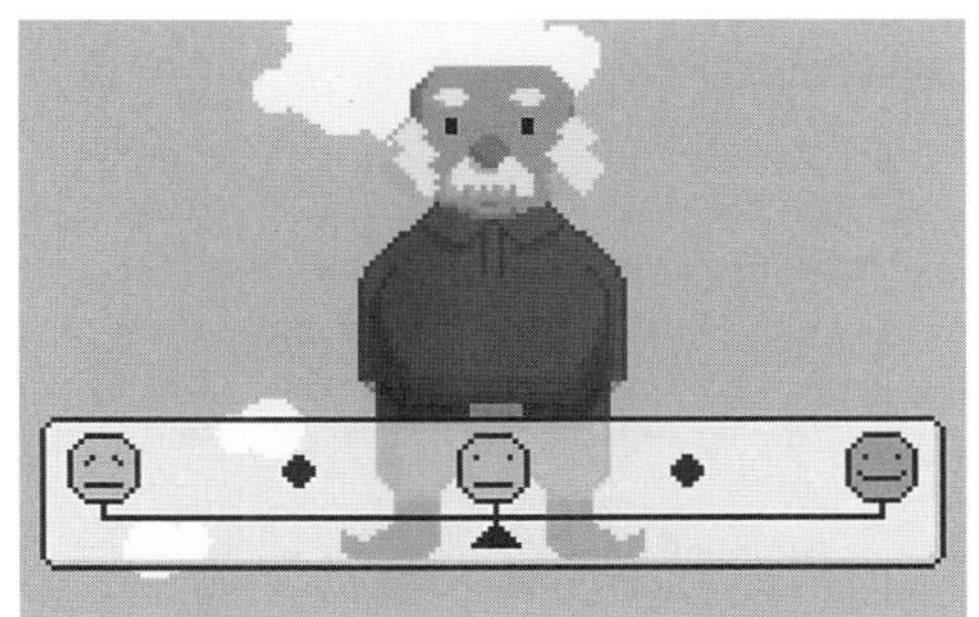

図 4-7　フェイススケールによる体調確認

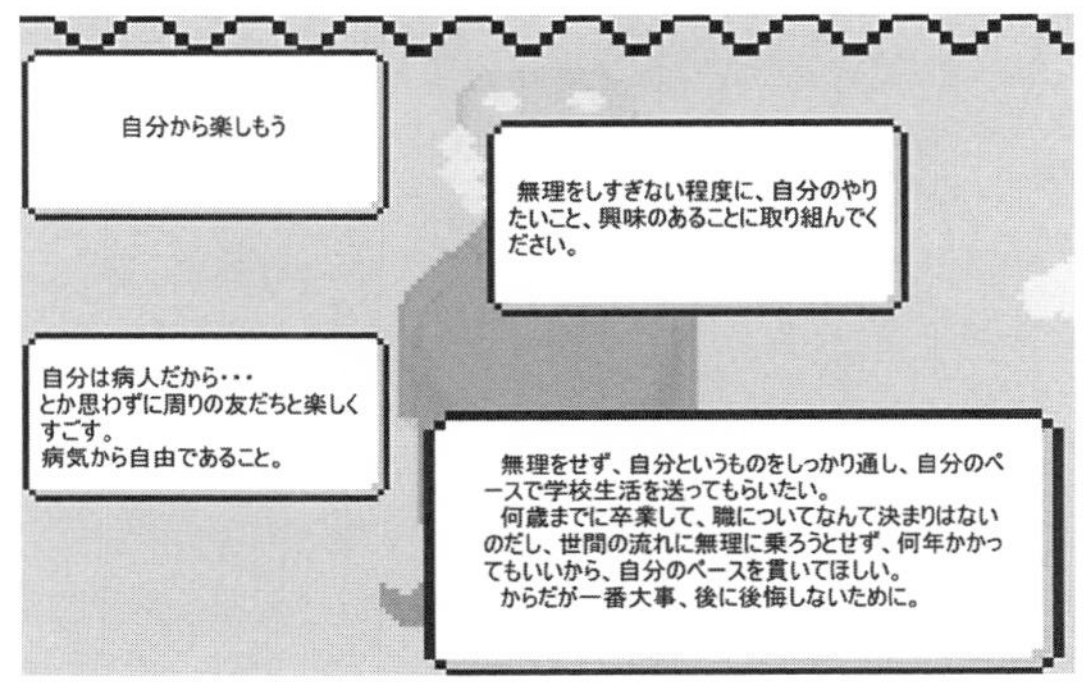

図 4-8　先輩からの応援メッセージ

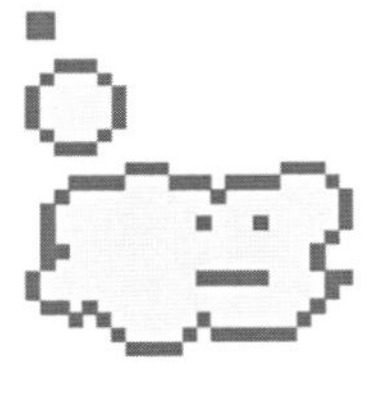

図4-9　ふあんくん

主人公がさまざまな登場人物と会話することによって、「ふあんくん（図4-9）」というキャラクターのサイズを小さくしていき、「鍵のかけら」を集めて最後にふあんくんをほこらの中に封印するというストーリーです。[*1] このゲームは、主治医がそばにいる環境で使用することを想定しています。

C　グループ・インタビュー

長期フォローアップの重要性を学ぶためのツール、ファン・クエストが、小児がん経験者にどのような体験をもたらすのか、また関係する医師や看護師にどのように受け止められるのかを確認するために、グループ・インタビューを実施しました。なおこの研究では、医療倫理上の配慮により、小児がん経験者自身に評価をしてもらうことができませんでした。そこで、小児科の医師と看護師に依頼して評価を行うことになりました。

このツールの監修者であるＪＰＬＳＧの医師三名（男性一名、女性二名）、及び初見の小児科医師一名、看護師一名（いずれも女性）がインタビューに参加しました。インタビュアーは、ツールの開発者である学生一名と筆者でした。半構造化インタビューとして、操作の分かりやすさや問題点、教育ツールとしての効果、コミュニケーションツールとしての可能性、使い方のモデルなどの質問項目を用意し、これらを起点として自由なディスカッションへと展開するように促しました。インタビューは、別の評価実験を挟んで前半と後半に分かれていました。インタビュー中の様子はビデオカメラとＩＣレコーダーにより記録し、すべての発話を書き起こしました。

【インタビュー前半】

主に思春期の小児がん患者・経験者と医師や看護師の日常的なコミュニケーションについて、それぞれの経験談を引き出し、ディスカッションへと展開させました。時間は約二〇分でした。

ディスカッションのなかで、子どもの性別によってコミュニケーションの方法と難しさが大きく異なることが指摘されました。男子は言語的なコミュニケーションを避ける傾向が強く、グループ行動が少なく、競い合うことを好むのに対し、女子は友達グループのなかにいるときにはよくしゃべり、一人のときには大人とのコミュニケーションを積極的には行わないという特徴がありました。こうした性別ごとのコミュニケーションスタイルは、教育ツールにおける伝え方や学び方のデザインのなかに取り入れていく必要があります。

【インタビュー後半】

ＰＣとプロジェクタを使って、このツールを最短ステップで進めていく様子を全員で見ながらインタビューを実施しました。時間は約一時間でした。ここでは、事前に入手していた小児がん経験者（一〇～一二歳の男子四名）によるツール使用の観察メモも参考資料として用いました。

このディスカッションには、以下のトピックが含まれていました。

①ＵＩ上の問題　改善すべき点として、キャンセル操作の追加、日本語入力への自動切り替え、エンド

＊1　FUAN（不安）を FUN（楽しいこと）に変えていく、という意味を込めてファン・クエスト（FUN QUEST）と名づけました。ＦＵＮは公立はこだて未来大学の略称でもあります。

ロールのスクロールの減速、キャラクターとストーリー（ふあんくんを封印する）の理解支援、空間的配置と視覚的手がかりの理解支援、効果音による注意の制御、漢字の読み方支援など。

②教育ツールとしての効果　実際に小児がん経験者がこのツールを使用する様子を観察した医師たちは、多くの場合、口頭での説明よりもツールを用いたほうが楽しく学ぶことができていたと評価した。

③音の効果　部分的にでも効果音や音声を付ければ、主治医とのコミュニケーションのきっかけとなる。また使用中に主治医が付きっきりにならなくても、効果音からどの場面をプレイしているのかが確認できるため便利である。

④保護者への効果　本来の対象ユーザは小児がん経験者であるが、医師だけでなく、保護者やきょうだいと一緒に使うようなシナリオや環境設定ができれば、思春期の子どもと家族のコミュニケーションや、家族全体の理解・関与を促す効果も期待できる。特にゲームには、ケアの輪から疎外されがちな父親を巻き込む力があると思われる。

D　コミュニケーションツールとしての可能性

小児科の医師と看護師によるグループ・インタビューの結果から、改善すべきＵＩ上の問題点とともに、楽しく学ぶためのツールとしての効果、ならびに思春期の小児がん経験者を中心とするコミュニケーションツールとしての可能性が示されました。特に、ユーザの性別によるコミュニケーションスタイルの違いと、保護者やきょうだいと一緒に学ぶことの効果については、ツール本体を越えた使い方や患者体験のデザインとして、今後さらに検討していくべき重要な点であると考えています。

開発時には、コミュニケーションツールとしての可能性をまったく想定していませんでしたが、現場の声を

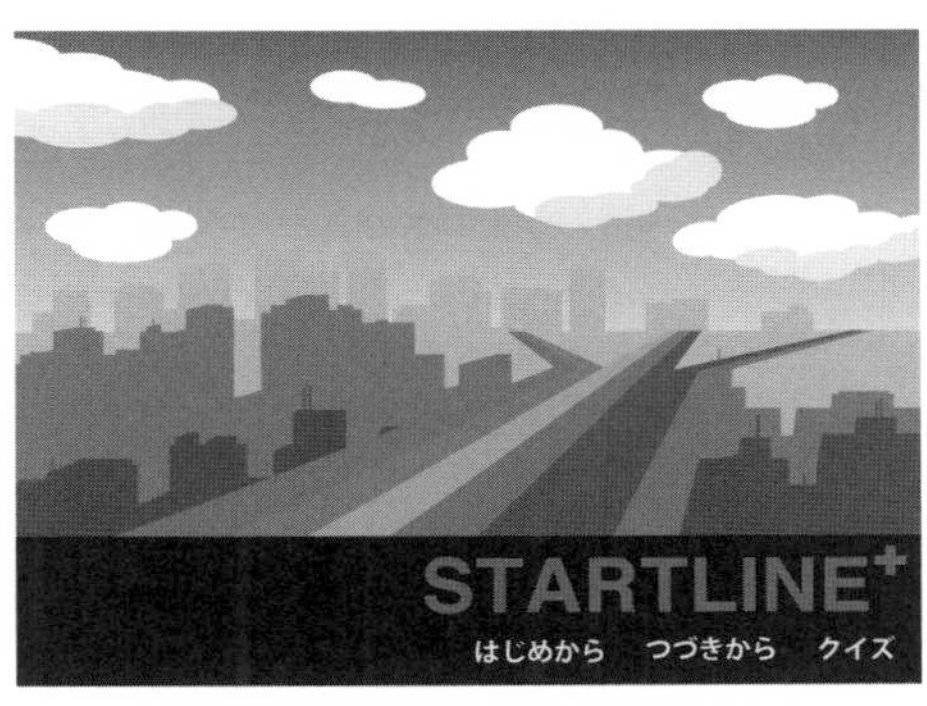

図4-10　ゲームブック形式のSTARTLINE⁺（iPad版）

聞いて、単独ではなく他者との関わりのなかで学ぶことや、家族をはじめとするコミュニティ全体が学ぶことの重要性に気づくことができました。

また、このファン・クエストの開発を出発点として、さらに青年期の小児がん経験者を対象としたインタラクティブ教育ツールである「スタートライン（STARTLINE）」の開発が行われました。こちらはゲームブック形式を採用しており、青年期向けにより高度な内容を盛り込んでいます。なお、iPad版の「スタートライン・プラス（STARTLINE⁺）」を無料で配布していましたが、残念ながら現在は非公開となっています（図4-10）。

4　患者と医療者を結ぶ情報のデザイン

本章では、「電子カルテシステム」と「インタラクティブ教育ツール」という二つの情報システムを取り上げ、これらが使われている現場を対象とした研究を紹介しました。診察室における医師の電子カルテ操作は、医師-患者間のコミュニケーションのあり方を変える重要な役割を果たしており、患者の積極的な関与を引き出す可能性を持つことが明らかになりました。また、小児がん経験者のための教育ツールについては、本人が楽しく学ぶだけでなく、保護者やきょうだいも一緒に使いながら知識や理解を深めることにより、長期フォローアップに対する家族全体の関与を促す可能性が示されました。

患者と医療者を情報で結ぶということは、両者のコミュニケーションをデザインするということです。情報通信技術の発展に伴い、これからさらに、新しい豊かな社会的体験をもたらす情報機器や情報システムが医療の現場に登場することを期待しています。

【引用文献】

（1）南部美砂子・原田悦子・山口（中上）悦子（準備中）「外来診察室における医師－患者コミュニケーションの分析」

（2）南部美砂子・原田寛己・山口（中上）悦子・早川晶・瓜生英子（2012）「小児がん経験者のための教育ツールの開発と評価」『ヒューマンインタフェースシンポジウム論文集』二〇一二巻、二二二四S

第Ⅱ部

医療と社会

——認知心理学から考える「社会からの受容」

第Ⅱ部では、「社会にとっての医療、社会のなかでの医療」を考えるときに、認知心理学がどのような貢献ができるのかを考えています。実際の医療の現場では、日々、個々の患者の命と健康を守るための努力と実践が続けられています。しかしそこで目標とされている「命」「生きること」「健康」という概念もまた、人の認知的な活動のなかで生まれ、伝えられ、変化をしていくモノです。こうした「医療という活動を、社会のなかで行っていくときの中心となる概念」について明らかにしていき、そこから「医療と社会のよりよい関係を築いていくこと」を目指す認知心理学的研究をご紹介します。

第5章 健康リテラシーとは何か――健康・医療情報を読み解く力

【楠見　孝】

1　はじめに――健康・医療情報とは

私たちは、日々、感染症などに関する報道や、健康・医療に関する広告などの情報に接しています。こうした膨大な情報から、健康な生活をして、適切な医療を受けるために必要な情報を集め、判断することが必要です。そのためには、健康・医療情報を読み解く力である「健康リテラシー」や批判的思考が重要な役割を果たしています。本章では、心理学の視点から健康リテラシーについて考えていきます。

医療の専門家ではない私たちが接する健康・医療情報の内容には、主に以下の三つのものがあります。

第一は、健康を高めたり、病気を予防したりする健康法や健康食品の効能やリスクなどの情報です。これらはテレビの情報番組や、テレビCMや新聞・雑誌・インターネットの広告などで目にするものです。ここで、「リスク」という言葉は日常語では「危険」と同じ意味に使われますが、ここでは、専門用語としての「健康被

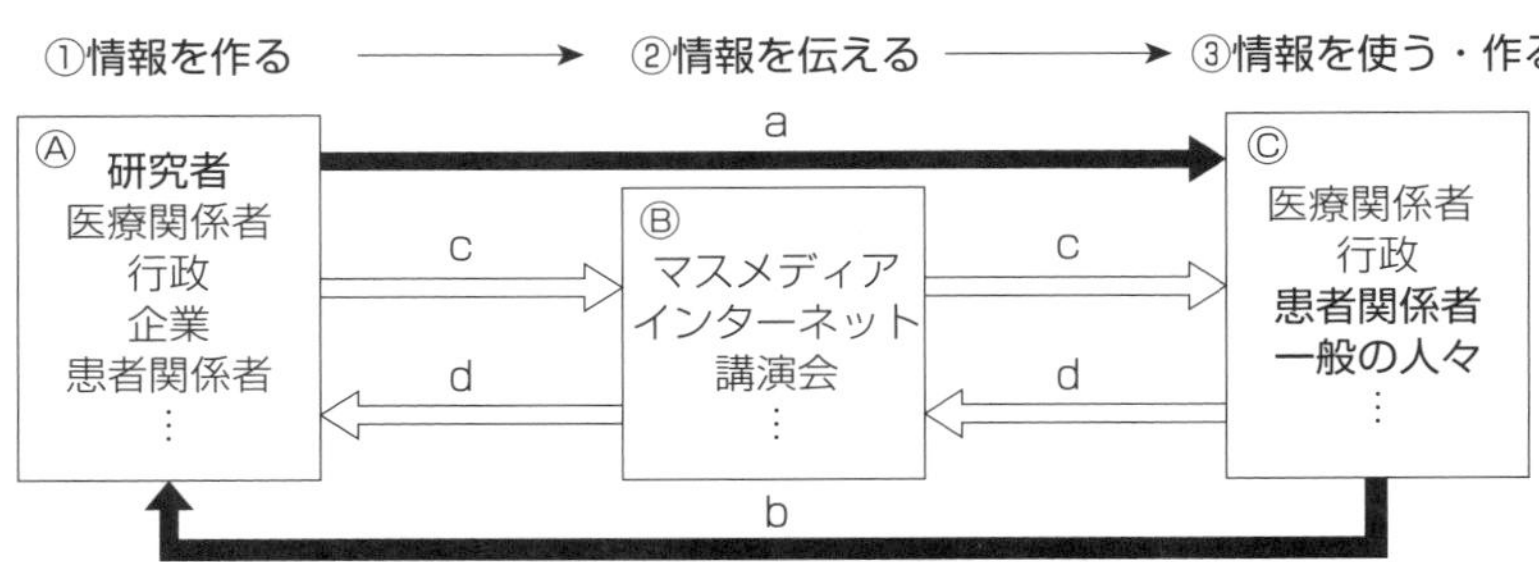

図 5-1　健康・医療情報とその流れ（中山[1]を参考に著者作成）

害が発生する確率」や「確率と被害の大きさの積」を示す科学的な指標としての意味で用います。

第二は、健康のために、病気のリスクを避けるための情報です。たとえば、新型コロナウイルスなどの感染症、原子力発電所の事故による放射性物質、化学物質、食中毒、食品添加物などのリスク情報があります。これらは、行政の広報や、テレビ・新聞・雑誌などのマスメディアやインターネットを通じて得ることができます。

第三は、病人やその家族が病気を治すために求めている情報で、薬や治療法、良い病院・医者、体験談などです。これらは、医師やインターネット、雑誌や本などから得ることができます。

図5-1に示すように、①こうした健康・医療情報を作るためのソースとなる専門的な知識やデータを持っているのが、健康・医学分野の研究者です（Ⓐ）。研究者は、専門的な情報を医師・看護師などの医療関係者、厚生労働省や保健所などの行政関係者、企業に提供します（aの矢印からⒸ）。情報提供を受けた医療関係者や行政、製薬会社はその情報を使って、現場の情報と合わせて、新たな情報を作り、発信します。また、情報の提供を受けた患者とその家族は、当事者として、体験や効能の主観的評価の情報を作り、それを伝える送り手となります（Ⓒからbの矢印）。

②これらの情報を送り手から受け手に伝える媒体が、テレビ、新聞などのマスメディア、インターネット、講演会、専門雑誌、文書などです（Ⓑと

c・dの矢印)。また、会話、口コミなどのパーソナルなコミュニケーションは、送り手から受け手に直接伝える形になります(a・bの矢印からⒶⒸ)。

③情報の受け手となり、またその情報を使うのは、患者やその家族など一般の人々です。先に述べたように、医療関係者なども情報を受け取り、使います(Ⓒ)。このように、健康・医療の情報は、送り手と受け手の立場を交替しながら、そして情報を付加・変換しながら循環しています[1]。

2　批判的思考と健康リテラシーとは

本章で取り上げる「批判的思考(クリティカルシンキング)」とは、証拠(エビデンス)に基づく、論理的で偏りのない思考です。「相手を批判する思考」とは限らず、むしろ自分が正しいかどうかを立ち止まって振り返る思考です。批判的思考は、健康・医療情報を探すとき、テレビや新聞・雑誌、インターネットの情報を受け取るとき、話を聞くとき、質問をするとき、自分の考えを人に伝えるとき、意思決定するときに働いています。これらは、それ以外にも、仕事、学習、日常生活などのさまざまな活動に関わります[2]。

情報をうのみにしないことは、批判的思考において重要な熟慮的態度です。**図5-2**は、福島第一原子力発電所事故の被災県、首都圏、関西圏の二〇代から五〇代の市民一七五二人に対して、食品の放射能汚染に関する情報に対する態度を尋ねた結果です。「テレビや雑誌などの放射能の健康に及ぼす影響の情報をうのみにせずに、後から複数の情報源から確認するようにしている」という項目に、福島第一原子力発電所の事故後半年では、五割以上が「あてはまる」あるいは「ややあてはまる」と答えています。その割合は、震災後二年で低下していますが、九年後は約三割の人がそうした行動を取っています。震災による原発の事故は、人々に食品

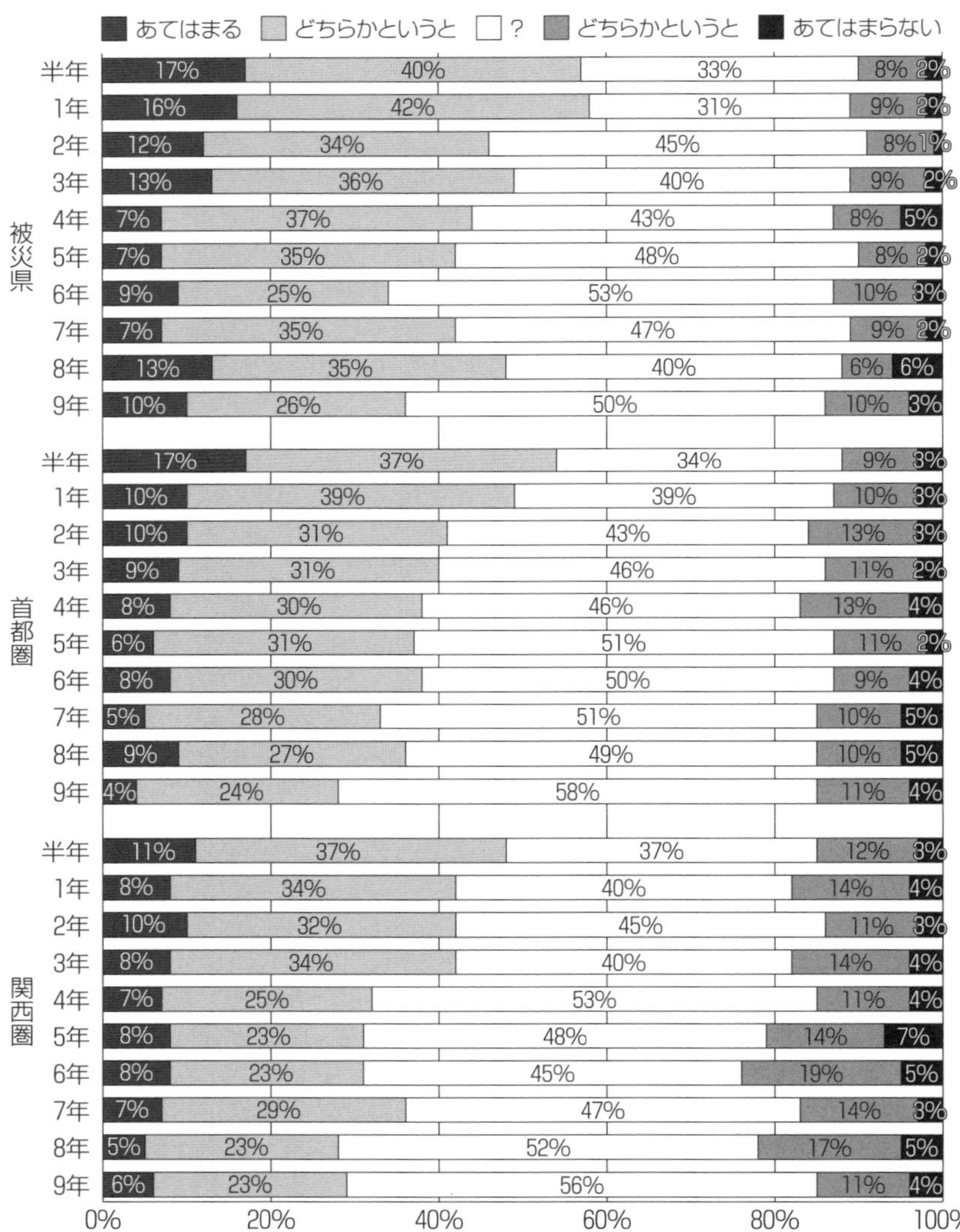

図 5-2 福島第一原発事故後の「テレビや雑誌などの放射能の健康に及ぼす影響の情報をうのみにせずに、後から複数の情報源から確認するようにしている」に対する地域と経過年数別の回答分布（被災県、首都圏、関西圏の20～50代男女、1752人）（楠見・三浦・小倉・西川[3]に基づいて著者作成）

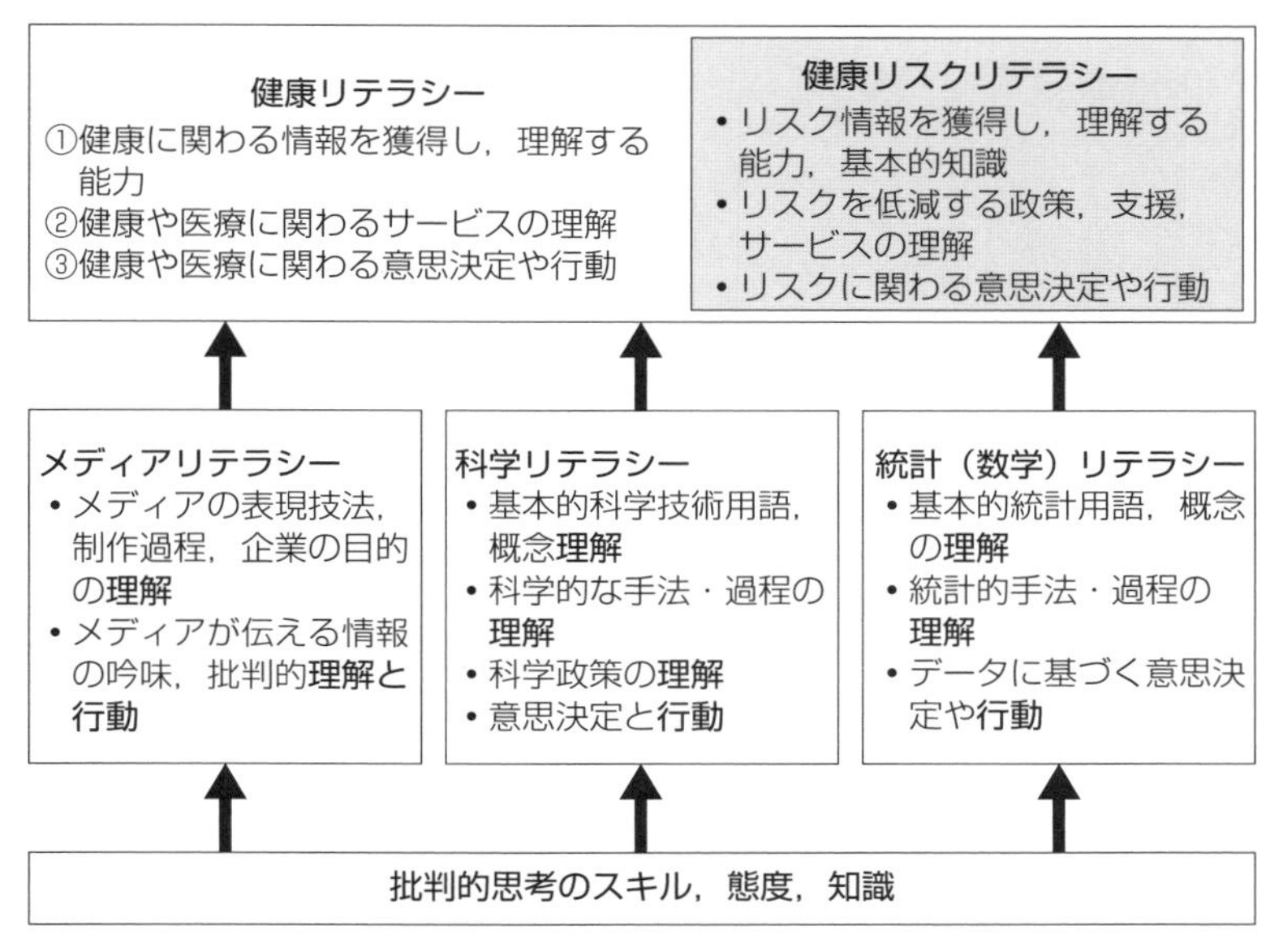

図5-3　健康リテラシーの構造（楠見[6]に基づいて著者作成）

の放射能汚染に関する情報について、能動的に確認する行動を取らせたと考えられます。情報をうのみにしない傾向は、被災県、首都圏の順で、原発に近いほど高く、震災直後が最も高くて、震災後の時間経過によって、低下する傾向がありました[3]。

本章のテーマである「健康リテラシー」とは、世界保健機関（ＷＨＯ）の定義によれば「健康を促進・維持するために、情報にアクセスし、理解・利用しようとする動機と能力を規定する認知的・社会的スキル」です。**図5-3**上段左は健康リテラシーを大きく三つに分けています。①ＷＨＯの定義に基づく、健康や医療に関わる情報を獲得し、理解する能力であり、理解を支える健康や医療に関する基本的な知識も含まれます。そして、②健康や医療に関わる医療機関や行政・民間が提供する医療や予防、健康増進支援などの仕組みを理解した上で、③健康や医療に関わる意思決定や行動する能力です[4]。リテラシーとは、元の意味は母語の読み書き能力を指していましたが、リめの能力を指しています[5]。

さらに、健康リスクにおいて、健康リスクに関する情報の理解や行動に特化した能力が「健康リスクリテラシー」です。これは、健康リスク情報を獲得し、理解する能力や、基本的知識に基づいて、リスクを低減する政策、支援、サービスを理解し、リスクに関わる意思決定や行動する能力です[6]。

この健康リテラシーを支えている主なリテラシーには、図5-3中段に示すように三つがあります。

第一の「メディアリテラシー」は、メディアからの情報を批判的に理解し、行動する能力です。私たちは、健康や医療に関する情報の多くをテレビなどのマスメディアから得ているので、メディアリテラシーは、健康・医療情報を理解する上で大きな役割を果たしています。メディアリテラシーには、メディアの表現技法や制作過程の理解（新聞や雑誌の見出しは受け手にインパクトを与えるために断言的になる、紙幅や分かりやすさのために編集されるなど）、企業の目的の理解（民間企業では視聴率や売り上げのためにセンセーショナルに、リスクが強調されることがあるなど）が重要です。さらに、第3節で述べるように、批判的思考に基づいて、情報を吟味し、批判的に理解した上で、行動することが含まれています。

第二の「科学リテラシー」は、科学的な情報や手法を理解し、行動する能力です。ここでは、健康に関する基本的な科学用語や概念の理解（たとえば、ウイルス、放射性物質など）、科学的な手法や過程の理解（実験における統制群の必要性、疫学調査など）、科学技術政策（先端医療などの推進政策）の理解や、科学に関わる社会的問題（臓器移植、遺伝子治療など）の意思決定や行動が含まれています。

第三の「統計リテラシー」は、統計や確率などの概念と手法を理解し、データに基づいて、意思決定や行動する能力です。特に、健康リスクに関する情報は、統計的データに基づいて、確率的に示されることが多いので、以下のような統計の理解と、データに基づく意思決定の二つのステップが重要です。

第一ステップは、確率や比などの統計用語や概念の理解を踏まえて、確率計算などの手法を理解することです。特に、確率や比の計算などの数的な処理能力をニュメラシーと言います。リスクは不確実な事象として、非常に低い確率として表現され、直観的には分かりにくいことがあります。たとえば、ある病気になる確率〇・〇〇一％は、「一〇万人中一人」といった具体的な数字や頻度に置き換えて理解するなどの方法が必要です。第二ステップは、データに基づいてリスクを評価して、意思決定することです。ここでは、データのサンプルサイズや誤差、不確定性、対照群との比較、他の要因との交絡などを踏まえて判断することが重要です。たとえば、ワクチンの副作用で三名の死者が出た場合には、接種を受けた人が一〇〇〇人なのか、一〇〇万人なのかという分母に基づいて、リスクを捉えることが必要です。

これらメディア・科学・統計に関する三つのリテラシーは、**図5-3**下段に示すように、批判的思考のスキルや態度、知識によって支えられています。そこで第3節では、健康・医療情報を読み解くステップを批判的思考のプロセスに基づいて考えていきます。

3　健康・医療情報を読み解く批判的思考のプロセスとは

ここでは、健康・医療情報を読み解く過程を、**図5-4**中段に示すように、批判的思考の四つのプロセスに分けて考えていきます。各プロセスは、その遂行を支える批判的思考のスキルが支えています(2)。

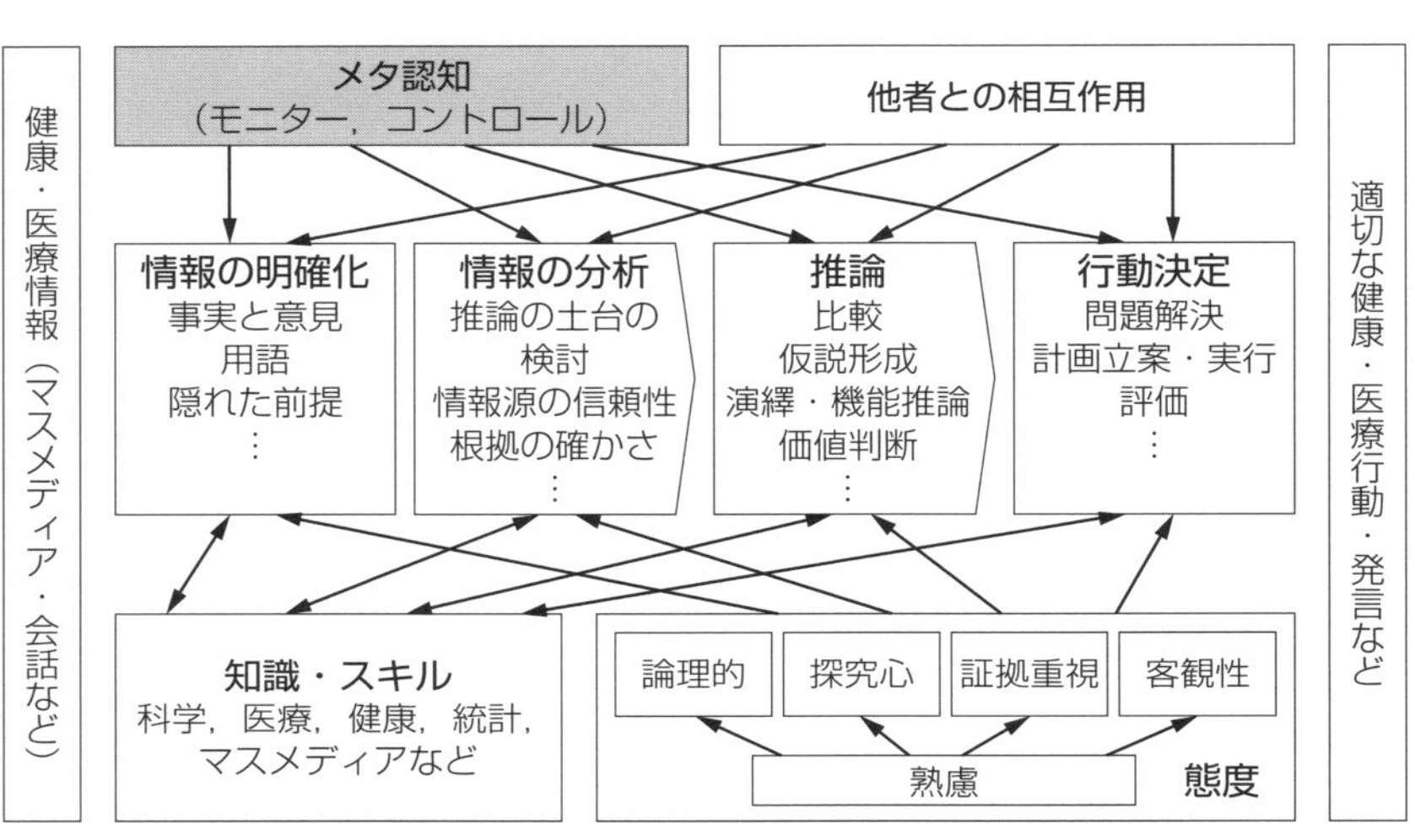

図 5-4　健康・医療情報の理解を支える批判的思考のプロセスと構成要素
（楠見[5]に基づいて著者作成）

A　情報の明確化

健康・医療情報を読み解くときには、マスメディアや他の人が提供する情報について、事実（根拠）と意見を見分けること、分からない意味や曖昧な言葉（例：身体に良い）が何を意味しているかを明らかにすることが重要です。また、根拠と主張に飛躍はないか、そのときに、明言されていない事実について、どのような前提があれば議論が成り立つか（事実前提）、どんな価値観を暗黙の前提として持っていれば議論が成り立つか（価値前提）を明らかにする必要があります。たとえば、次の例を見てみましょう。

この手術は危険がある（前提）
だから、この手術は受けるべきではない（結論）

ここには、「危険がある手術は受けるべきではない」という価値観が暗黙の前提として省略されています。
また、相手との話がかみ合わないときは、相手または自分の主張に暗黙の前提が隠されていることがあります。暗黙の前提を明らかにするには、話し手（医者など）を目の前にしているならば、なぜそう考えるのかを質問するといいでしょう。一方で、自分自身が、なぜそう考えたのかを自問自答することによって、前提としている価値観や事実は何なのかを明らかにすることも必要です。また、自分や家族の客観的データやニーズ、心配事を明確にしておき、前提とすべき必要な情報が何かを知っておくことも大切です。

明確化は、「メタ認知」という、「自分はなぜそう考えているのか」を自問して、自分の思考をモニターしたりコントロールしたりする認識の働きに支えられています（図5-4左上）。そして、後に続く三つのプロセスにおいても、メタ認知によって、さらなる明確化が行われます。

B　情報の分析——推論の土台を検討する

健康・医療情報を分析することは、結論を導くための推論の土台を検討するためのものです。第一は、信頼できる情報源かを見分けることです。テレビの情報番組や広告に出てくる大学教授、博士、有名人の発言がすべて信頼できるわけではありません。その人の発言が医療のことであるならば、医療の専門家（さらに細かく、放射線、がんなどの当該分野の専門家）であることが、情報を信頼できるかどうかの判断において重要です。また、断定的、一面的主張は一見説得的に見えます。しかし、説明は仮説にすぎなかったり、対立する意見があったりすることもありますので、うのみにしないことが大切です。また、新聞などの報道は、個人のインターネットサイトや口コミとは異なり、編集段階で間違いがないようにチェックをしています。しかし、事実を誇張した見出しがついていたり、情報源となるデータが科学的に十分検討されていないこともあります。

健康・医療情報の情報源の信頼度について、患者とその家族がどのように評価しているかを一〇八九人に調査したところ、医師が際立って高く（五段階評定で平均四・四）、家族（三・七）や面識のある患者仲間（三・六）、本・雑誌（三・五）、そしてテレビ（三・四）が続きました。インターネットサイトの情報信頼度は、医療関係者のサイト（三・五）や科学的データや論文を引用したサイト（三・四）が高く、ウィキペディア（三・三）、患者や家族によるページ（三・二）が続き、民間療法や商品の販売・広告をしているページ（二・八）は最も低いという結果でした。この情報信頼度の評定値は、科学リテラシーのレベルとの相関も見られています。科学リテラシー（科学方法論などの知識八項目を知っているかどうか）の高い患者や家族は、データ・論文を引用したインターネットサイトの信頼度を高く評価していました（相関は〇・二四）[*1]。また、病気への不安が高い人ほど、これらの情報源への信頼度が高くなる傾向（相関は〇・〇九～〇・二四）がありました[(7)]。

第二は、情報の根拠が確かかどうかを、異なる情報源で情報内容が一致しているかで確認することです。さらに、主張とそれを支える根拠（データ）を多面的に探究し、対立する主張がある場合には、根拠の数と強さ（事実は意見よりも強い根拠）に基づいて判断します。また、自分の信じる内容を確証する情報だけに偏らないように、反証する情報を探究することも重要です。ここで、人はリスクがあると考えている場合には、たとえば、放射性物質による影響について、「一般には危険はないが、子どもには注意が必要だ」という両面的な情報を述べる研究者よりも、一貫して危険を述べる片面情報の研究者のほうが、信頼でき、分かりやすいと評価する傾向がありました[(8)]。

第三は、科学的方法に基づく情報かを「知識・スキル」（図5-4左下）に基づいて確認することです。新聞、雑誌で取り上げられる調査や、広告で引用されるデータを見るときには、偏りなくたくさんの人数で調べているか、比較のための対照群はあるか、審査のある専門の科学雑誌に発表されているかなどを検討することが大切です。

また、医薬品のテレビCMに含まれる脳画像や細胞・血管のコンピュータグラフィックはインパクトがありますが、データに関連する画像なのか、誇張はないのかを注意する必要があります。大学生を対象とした実験では、脳科学研究の成果を紹介する文章とグラフに、無関連な脳画像をつけることによっても、科学的推論の適切性の評価が、誤って上昇することが報告されています[9]。

C 推論

推論は、根拠となる情報から適切な結論を導くプロセスです。健康・医療情報の主な推論として、ここでは、三つの推論と注意すべき点を取り上げます。

第一は、少ない事例から、一般化（帰納）をしすぎないことです。健康食品の広告では、一人か二人の体験談がよく紹介されますが、一〇〇〇人のデータよりも効果があると判断されることがあります[10]。体験談は、病気が良くなったことを説明するストーリーとして、本人は確信（ときには錯覚）を持ち、説得的に語るケースが多くあります。一方、受け手もリアルな事実として受け取ることになります。しかし、それだけでは根拠として十分ではないため、健康に関する「知識・スキル」（図5-4左下）に基づいて他の情報も確認することが大切です。

また、インターネットにおける健康食品などの評判（レビュー）や質問サイトでは、少数の投稿に基づいて判断してしまう危険があります（サクラによる好意的な書き込みの場合もあります）。投稿数が多い情報に注目して、肯定的情報と否定的情報を合わせて読むことが大切です。自分の信じたい肯定的情報（たとえば、効

＊1　相関は関連の強さを示します。プラス1からマイナス1までの値をとります。0がまったく関連がなく、絶対値で1に近づくほど関連が強いことを示します。

果があるという書き込み）だけを調べ、自分の考えに合致しない情報を無視する傾向を確証バイアスと言います。確証バイアスによって大事な情報を見落としてしまう危険があります。また、自分と似た病気の事例から類推するときは、似ている点だけを見るのではなく、似ていない点もチェックすることが必要です。そして、その事例を自分に当てはまることができるかどうかを全体的に判断することが大切です。

第二は、原因の推論や説明を単純化しないことです。薬について「飲んだ」「治った」「効き目があった」という「三た」論法には注意が必要です。飲んでも治らなかった人、飲まなくても治った人など、2（飲む－飲まない）×2（治る－治らない）の分割表を作ることによって、すべてのケースを含めて効果（因果関係）を考えなければなりません。また、演繹（三段論法など）の判断においては、前提が正しいか、論理に飛躍はないか、誤った論理ではないかの吟味が必要です。たとえば、治療法Aでなければ治療法Bという二者択一は誤った論理で、治療法Aでなければ治療法A以外（not A）が正しい論理です。

第三に、価値判断においては、多面的に情報を集め、比較・統合して、判断することが大切です。ここでは、目標や優先順位を、背景事実、リスクとベネフィット、バランスなど考慮して、結論を導きます。たとえば、リスクのある手術を受けるか、あるいは他の治療法にするかという判断においては、リスクを絶対に避けたいのか、リスクを取って良くなることを目指すのかなど、人や状況によってリスクの捉え方が異なることがあります。

最後に、情報の分析から推論にわたって注意しなければならないのは、マイサイドバイアスという、自分の意見、信念に合致するように、証拠や意見を評価し、結論を導く傾向です。たとえば、喫煙をしている人は、「タバコによる健康への影響は小さい」という情報の信頼性を高く評価し、結論を導く傾向があります。一方、喫煙しない人は逆の傾向があります。また、バイアス盲点という、自分は他の人よりもバイアスを起こしていないと判断する傾向があり、人は自分の推論の偏りには気づきにくい特徴があります。

D　行動決定

最後に、AからCのプロセスに基づいて結論を導き、目標や状況に照らして、行動決定や問題解決を行います。批判的に考えるだけでなく実行することは最も重要なプロセスであり、次の四つに分けて考えることができます。①目標・状況全体について考慮した上で計画を立てて吟味する、②計画（治療や健康増進行動など）を実行する、③実行過程をモニター（計画通り行動できているか、順調に進んでいるかなどをチェック）する、④問題解決ができたか（効果があるか）を評価して、行動決定の修正や次の行動決定を行います。

AからDのプロセス全体を通じて的確な思考を行うには、自らの認知プロセスをモニターし、コントロールする「メタ認知」と、「他者との相互作用」である周りの人との対話が重要です（図5-4上）。患者や家族などに、批判的思考に基づく結論や主張を伝えるためには、結論や考えを明確に表現し、相手の心情に配慮しながら伝えるコミュニケーションのスキルが必要です。また、自分の能力や状況に応じて、有効なアドバイス、助力を求めることも大切です。

E　批判的思考態度

また、図5-4右下で示すように、態度は、批判的思考の各プロセスの遂行を支えています。第3節で述べた批判的思考のスキルを持っていても、批判的思考を実行しようとする態度が備わっていなければ、健康・医療情報を適切に読み解き、行動することはできません。主な五つの態度には、明確な主張や理由を求める「論理的思考態度や自信」、開かれた心と柔軟性を持ち、他者に耳を傾け理解しようとし、さまざまな情報や知識、選択肢を探す「探究心」、主観にとらわれず多面的、公平に物事を見る「客観性」、信頼できる情報源を求め、証拠に依拠した立場を取る「証拠の重視」と、これらの土台となる、情報をうのみにせずじっくり考えようとする「熟慮」があります。

がんとアトピー性皮膚炎の患者あるいはその家族一〇八九人の調査では、批判的思考態度の自己評価が高い人は、データ・論文を引用したインターネットのサイト（相関は〇・二一）や医療関係者のサイト（〇・一八）の信頼度を高く評価する傾向がありました。

さらに、批判的思考態度は、病気への適応と関連がありました。がん患者二三九名において、病気への適応の尺度得点（病気についてくよくよ考えない、良くなると信じている、何でも前向きにやろうと思う、病気を克服したいと思うなど、五項目の平均値）と、批判的思考態度の下位尺度との相関係数を調べてみました。病気への適応の尺度得点と「探究心」との相関（〇・四五）、「客観的態度」との相関（〇・四〇）、「証拠の重視」や「論理的思考態度」との相関（それぞれ〇・三一と〇・二七）が見られました。このことは、批判的思考態度を持つことが、病気に対する適応的な姿勢（病気への前向きな姿勢、必要以上に病気や人生に対して悲観的にならない姿勢）に関連することを示しています。さらに、病気への適応尺度は、病気の知識（〇・二八）や健康に良い食生活の知識（〇・二六）とも正の相関があり、これらは病気への適応を高めていると考えられます。リテラシーに関しては、健康情報を自ら集め実践する健康リテラシー（〇・五六）が科学リテラシー（〇・一六）よりも病気への適応との相関が高いことが見いだされています。また、同様の結果が、がん患者の家族、アトピー性皮膚炎の患者と家族においても見られました[(7)]。

次の最後の節では、健康リテラシーを高めるにはどうしたらよいかについて述べます。

4　質の高い健康・医療情報を活用するには

人々の健康リテラシーを高めるには、次の四つのルートがあります。

第一は、小学校から大学までの学校教育を通しての健康リテラシーの育成です。すなわち、教科「保健体育」「家庭」などでは健康リテラシーを、「理科」などでは科学リテラシーを、「総合的な学習（探究）の時間」「情報」などではメディアリテラシーを育成することです。そして、健康・医療情報について、信頼できる情報を調べ、証拠に基づいて論理的に考え、行動する批判的思考のスキルや態度を育てることです（本章第3節参照）。教育には時間がかかりますが、批判的に考え、生涯にわたって経験から学ぶ個人、親、職業人を育てることは、次の第二から第四のルートにも間接的に結びつきます。これは学校教育を通して、市民が証拠に基づいて論理的に考え、探究・行動するための批判的思考態度を育成することに結びつきます。そして、自ら力をつけ、健康・医療に関わる主体的判断に参画する市民参加モデルの基盤となります。

第二は、新聞などのマスメディアや行政からの広報による情報を通して、健康リテラシーを高めるルートです。市民の多くは、マスメディアから健康・医療情報を入手しています。マスメディアは、健康・医療に関する記事や商品をセンセーショナルに報道するのではなく、市民の健康行動や知識を向上させる報道や情報提供をすることが大切です。特に、低線量放射線による健康への影響のような論争的なテーマに関しては、危険がある－ないそれぞれの意見の根拠と主張を明確化し、知識、価値観、不安のレベルの異なる市民が、情報を得た上で自ら判断することを助けるような報道が必要です。そのために、マスメディアは、市民が異なる知識や価値観に基づいて発言ができるような双方向的なコミュニケーションを取り入れることが考えられます。

一方、行政の広報は、多くの市民には届いていない現実があります。そこで、従来の広報文書やポスター、講演会だけでなく、次の第三や第四のルートを活用することが考えられます。

第三は、健康情報を交換するコミュニティの形成による市民参加モデルに基づくルートです。市民は、講演会、市民講座などに参加しようと思っても、時間、場所、動機づけの制約があって、難しいのが現実です。そこで、家族、学校、職場、地域のコミュニティにおいて、健康に関わる話題を取り上げて話ができる場を作ることです。第3節Bで述べたように、患者やその家族は、医師や医療関係者と並んで、家族や患者仲間からの情報を非常に信頼しています[7]。したがって、行政はコミュニティ作りを支援し、その核となる人（たとえば、保育所・幼稚園のコミュニティでは保育士や教諭）やメンバー（子どもを持つ親）が、図5-1で示したように行政からの情報の受け手とともに送り手になれるように、情報を提供することが鍵になります。そして、コミュニティのメンバーが適切な情報を自分自身で集め、話題や情報を人に正確に伝え、考えの異なる人の意見にも耳を傾け、健康・医療に関する問題について、決断したり解決したりするようになることが重要です。

第四は、発信、対話の場としてネットコミュニティを活用するルートです。電子掲示板やSNS（ソーシャルネットワーキングサービス）などを用いたネットコミュニティは、時間や場所に左右されず、関心の近い仲間が情報交換をすることができます。子育て中の親、同じ病気・障害を持つ人のネットコミュニティは、当事者同士が、情報を交換し、悩みを相談しています。たとえば、がん患者同士のサポートグループは、対面の場だけでなく、ネット上で交流する場を設けることによって、体調や時間・空間の制約なしに、持続的に交流することができます。また、新たに加わったメンバーを古くからのメンバーがサポートして必要な情報を提供することが行われています[11]。

これらの健康リテラシー育成の四つのルートは、相互に補完し、作用することによって、一層の効果が発揮されると考えます。

最後に、読者の皆さんが、健康・医療情報を有効に活用するための三つの方法について述べます。第一は、批判的思考のスキルと態度を身につけることです（本章第3節参照）。これは、健康・医療情報を受け取るときには、まず、分からない言葉や、前提、証拠を明確化することです。次に、客観的な証拠を重視して、その確かさを吟味すること、そして、その証拠から論理的に結論を導くことができるかについて、立ち止まって考えることです。

第二は、健康リテラシーを身につけ、実行することです。テレビの情報番組やインターネットの健康・医療情報をうのみにするのではなく、批判的に読み解くこと、複数の立場の情報をチェックすることが重要です。そして、証拠に基づいて対話ができる身近な場を持つことです。

第三は、質の高い健康・医療情報に触れる経験を積むことです。分からないことがあれば、医師・看護師・薬剤師などに質問をしたり、アドバイスをもらったりすることが大切です。自分で情報を探すときは、信頼性の高いインターネットサイトや書籍などの情報を利用することです。

読者の皆さんが、批判的思考に支えられた健康リテラシーを向上させることによって、健康・医療に関わる自分や周りの人の問題を解決し、それが幸福とよりよい社会への道筋になることを願っています。

【引用文献】

（1）中山健夫（2014）『健康・医療の情報を読み解く——健康情報学への招待（第二版）』丸善出版
（2）楠見孝（2018）「批判的思考への認知科学からのアプローチ」『認知科学』二五巻、四号、四六一-四七四頁
（3）楠見孝・三浦麻子・小倉加奈代・西川一二（2020）「福島第一原発事故による食品の放射線リスクへの態度（四）——一〇波パネル調査データによる九年間の推移の検討」『二〇二〇年度日本リスク学会三三回年次大会要旨集』九七頁
（4）楠見孝・上市秀雄（2009）「人は健康リスクをどのようにみているか」吉川肇子編『健康リスク・コミュニケーションの手引き』ナカニシヤ出版、九六-一一五頁

（5）楠見孝（2018）「リテラシーを支える批判的思考――読書科学への示唆」『読書科学』六〇巻、三号、一二九–一三七頁
（6）楠見孝（2013）「科学リテラシーとリスクリテラシー」『日本リスク研究学会誌』二三巻、一号、二九–三六頁
（7）楠見孝・三浦麻子・小倉加奈代（2009）「がん・アトピー性皮膚炎患者・家族のインターネット行動（一）――批判的思考が情報信頼性評価と病気への適応に及ぼす効果」『日本社会心理学会第五〇回大会発表論文集』二四四–二四五頁
（8）楠見孝・平山るみ・嘉志摩佳久（2014）「リスクコミュニケーションにおける対立情報回避――放射能・食品リスクに関する情報源信頼性とリスク認知」『日本心理学会第七八回大会発表論文集』一EV–一–〇二〇
（9）McCabe, D.P. & Castel, A.D. (2008) Seeing is believing: The effect of brain images on judgments of scientific reasoning. *Cognition*, **107**, 343-352.
（10）平山るみ・楠見孝（2009）「健康食品の効能とリスク判断に及ぼすサンプルサイズ情報の影響」『日本リスク研究学会誌』一九巻一号、四一–四六頁
（11）Kusumi, T., Ogura, K., & Miura, A. (2014) Development of a support group using a virtual space for cancer patients. *International Journal of Web Based Communities*, **10**(4), 445-465.

第6章 死を考える教育

【下島裕美】

1 時間的展望と死

A 人間の死亡率

「人間の死亡率は何%だと思いますか？」

在宅医療を行っている医師の講演会に参加した際、聴衆に問いかけられた質問です。答えは「一〇〇%」。人間はいつか必ず死にます。そして当たり前のことですが、若いままの身体で年を取ることはできません。私たち人間は一般的に、少しずつ年を取って、少しずつ身体の自由が利かなくなって、少しずつ人のお世話になるようになって、そして命を終える存在です。なかなか想像できませんが、その日は必ずやってきます。

毎日が忙しいと、どうしても今日、明日という瞬間だけを考えて生きてしまいます。しかし、「私」は今この瞬間だけしか生きていないわけではありません。これまで生きてきた過去の経験と、これから生きていく未来も含んで「私」です。「今の私」が「過去の私」と「未来の私」を統合して「私」なのです。この章では、過去・現在・未来を通じた「私」という視点から、将来必ず訪れる「死」について考えてみます。

B　生と死のイメージ

死に関わりのあるテーマを学際的に探究する研究分野を死生学（thanatology）と言います。死生学といえば上智大学名誉教授のアルフォンス・デーケン[1]（Alfons Deeken）が有名です。デーケンは、死について考えることは死までの人生を考えること、死までの人生をよりよく生きることにつながると言います。時間の有限性に気づくことにより、自分の命を大切にできますし、人の命も大切にすることができます。デーケンはまた、近年は人が病院で死ぬことが当たり前になり、死はタブー化されて日常生活で死について語られることは少なくなったと言います。

大学生にとって「死」はどのようなイメージなのでしょうか。筆者の授業で大学生に「死」からイメージする言葉を三つ書いてもらいました。結果は、一位は「悲しい」、二位は「終わり」、三位は「恐怖」「別れ」、四位は「無」「葬式」「天国」でした。また、大学生に「あなたが生まれた時」と「あなたが死ぬ時」について、ネガティブな感情（全くネガティブではない＝一点〜非常にネガティブ＝五点）、ポジティブな感情（全くポジティブではない＝一点〜非常にポジティブ＝五点）を尋ねました。その結果、「死」は「生」よりも有意にネガティブな感情が高く（死＝三・六七、生＝一・四七）、ポジティブな感情が低い結果（死＝二・七〇、生＝四・三二）となりました。また、考える頻度は有意に死のほうが高く（死＝三・〇〇、生＝二・二二）、イメージの鮮明度も死のほうが有意に高い結果となりました（死＝二・三八、生＝一・七八）。大学生は自分の誕生よりも死に対してネガティブなイメージを強く持っているものの、誕生よりは死のほうに関心があるようです。大学生は死について考える心の準備ができているのかもしれません。

C　時間的展望とライン・テスト

時間的展望とは、ある時点における個人の心理的過去及び心理的未来についての見解の総体のことです（時間的展望の詳細については白井[2]を参考にしてください）。時間的展望を測定するためにコトル（Cottle, T.J.）はライン・テストを開発しています[3]。ライン・テストでは一〇センチメートルの直線のなかに、①あなたが生まれた時、②あなたが死ぬ時、③現在というものの境界線（上限）、④現在というものの境界線（下限）、という四つの区切りを入れます。

大学生のライン・テストは一般的に**図6-1**のAのようになります。左端が生まれた時、右端が死ぬ時、左寄りに上限と下限の幅が狭い現在が描かれます。白井によるとこれを自己中心的知覚と言い、自分の人生を中心に時間を捉えているそうです。

中高年のライン・テストは一般的に大学生よりも現在が右に寄っており、誕生の前と死の後にも時間が存在します。筆者が実施した高齢者のライン・テストでは図6-1のBやCのようなものがありました。Bを書いた方は、長い宇宙の歴史のなかで自分の人生はそのほんの一部に過ぎないと言っていました。白井によるとこれを歴史中心的知覚と言い、自分の時間の流れを客観的に見ることと関係しているそうです。Cは自分の死の後に現在の下限があります。「埋葬と供養が終わるまでが現在」だそうです。両親や知人の死が続き、次は自分の番だと思っている、死は日常だというこの方にとって、人生は肉体の死で終わるのではなく、葬儀、つまり家族の喪の儀式が終わった段階が死の区切りなのかもしれません。

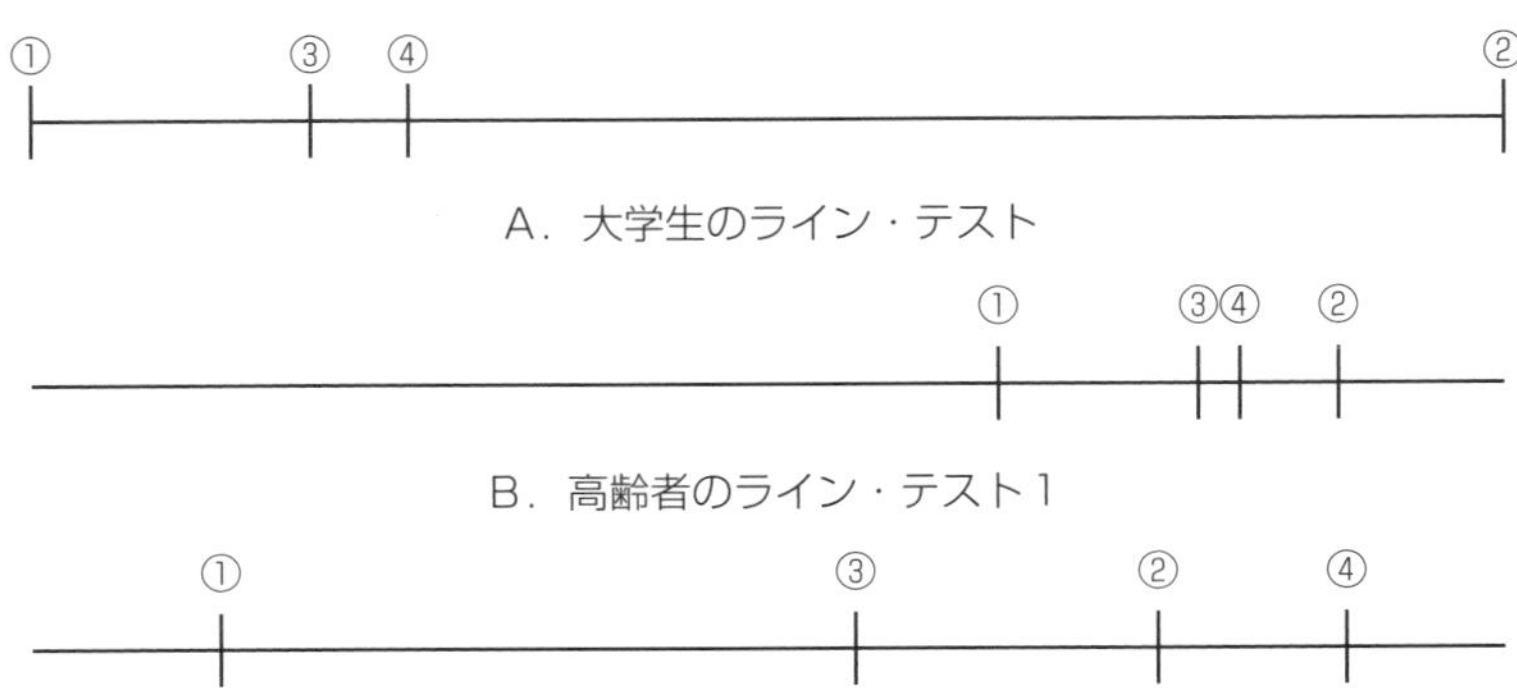

図 6-1　ライン・テストの実施例

①：あなたが生まれた時，②：あなたが死ぬ時，③：現在の上限（始まり），④：現在の下限（終わり）

心理学では、見る、読む、聞く、書く、記憶する、理解する、考えるなど、頭を働かせること全般を認知と言います。そしてこの認知を認知すること、つまり客観的に捉えることをメタ認知と言います（メタ認知の詳細は三宮[4]を参考にしてください）。メタ認知はメタ認知的知識とメタ認知的活動に分けられます。メタ認知的知識とは、人間一般や自分の認知特性についての知識、課題や方略についての知識のことです。メタ認知的活動はさらにモニタリングとコントロールの二つに分けられます。モニタリングとは、認知についての気づき、点検、評価などのことで、コントロールとは認知についての目標設定、計画、修正などのことです。ライン・テストで自分の時間的展望を可視化すると、自然に隣の人と比べてコメントし合い、時間的展望をモニタリングする様子が見られます。自分とは異なるさまざまなパターンのライン・テストに触れることを通じて、時間的展望に関するメタ認知的知識が豊かになることが予想されます。

2　五色カード法による死にゆく過程の疑似体験

A　五色カード法の紹介

チャプレン（聖職者）でもありワシントン大学で医療倫理教育を行っているマコーミック（McCormick, T.R.）と、家庭医学を専門とするファーバー（Farber, S.）は、大学・病院・ホスピスなどの職員を対象に、死にゆく過程を疑似体験（Guided Death Experience）するための五色カード法という課題を実施しています。筆者は二人の意見をうかがいながら、時間的展望の視点からこの課題の研究をしています。類似した課題を岩井が発表していますが、[5] ここではマコーミックのやり方を簡単に紹介します。詳細は下島・蒲生[6]を参考にしてください。

まず、五色（緑、ピンク、青、黄、白）のカードを五枚ずつ、計二五枚のカードを配り、一枚のカードに一つずつ自分の大切なものを記入します。

緑――大切にしている物（例：携帯電話、カバン）
ピンク――大切な人（例：父、母）
青――大切な場所（例：自分の部屋、大学）
黄――普段大切にしている出来事（例：友達と遊ぶ、音楽を聴く）
白――大切な目標（例：就職、結婚）

部屋を暗くしてゆっくりと物語を読み上げます。悪性腫瘍が発見されて治療するものの、転移が発覚して緩和ケアに移行し、最終的に死に至る物語です。途中でカードを何枚か机の向こう（手の届かないところ）へ投げるように教示します。物語のなかで「あなた」は病気になり、多くの喪失を体験します。役割や人間関係を失い、悲嘆が生じる過程を経験します。カードを手の届かないところへ投げることは、これらの喪失を象徴しています。隣に座っている人があなたのカードを取って投げることもあり、これは自分には選択の余地がない喪失を象徴しています。

筆者が実施したところ「大切にしている物」や「大切な場所」を五枚も書けないという人が多くいました。そこで五色を四枚ずつ書くようにしましたが、今度は「大切な人」が四人に収まらず、この時点で「大切な人」の選択が始まるのがつらいという意見も出てきました。

B　五色カード法による気づき

これまで多くの人に五色カード法に参加してもらいました。最初はたかをくくっていた人も、大きく感情を揺り動かされます。大学生も中高年も、死と真剣に向き合う様子が見られます。

最も失いたくなかったカードは、大学生も中高年も人（ピンク）のカードです。特に大学生は「母」のカードを失うことが最もつらいと言います。中高年の場合は配偶者や子ども、孫です。四枚のなかから投げるカードを選ぶ際、人に順序をつけることに罪悪感を覚えたり、「高齢の人から」とルールを作って自分を納得させようとしたり、いろいろ工夫をします。一人ずつ選んでいくことができなくて、二枚を一緒に投げて「二人で一緒にいてね」と納得させる人もいます。「ピンクのカードを最後まで残してこんなにつらい思いをするのなら、いっそ最初にピンクをまとめて投げておけばよかった」と後悔する人もいます。「写真」「手紙」のような

「物」が最も捨てにくかった人は「それにまつわる人や思い出」を象徴しているから、「スマホ」が捨てにくかった人は「大切な人と連絡を取る手段」だからというように、人とのつながりを失うつらさを示していました。

大学生は「投げる」という行為がとてもつらかったと言います。カードを投げようとして、投げ切れなくて止まって……、でも決心してそっと床に置く様子は、見ているだけでもせつないものです。

五色カード法の後、少人数のグループに分かれて話し合い（分かち合い）をしました。参加者は、他の人の意見を聞くことを通じて、自分とは異なる意見があることに気づきます。カードを失っていく過程で徐々につらさが増していく人もいれば、最後にはスッキリした気持ちになる人、大切なものを徐々に失っていくことがつらくてさっさと全部失って終わりにしたかった人、最初はつらかったけれど最後はどうでもよくなってしまった人など、さまざまです。隣の人が自分のカードを選んで投げる場面では、自分で選べない理不尽さに憤る人、反対に自分で選ぶのはつらすぎるけれど人に取られたのだから諦めがついたという人に分かれます。最後の死の場面で残ったカード三枚すべてを捨てるのですが、自分がなくなったようだったという人がいる一方で、最後は三枚から選ぶ必要がなくてホッとしたという人もいます。

「自分は大切な人に囲まれている。この人たちを大事にしよう」「本当に大切なものに気づいた。これからはもっと大切にしたい」というように、メタ認知的活動（モニタリングとコントロール）を示す感想もあります。カードを失うことに反感を持ったという感想もありますが、最終的には「死とはそういうものなのだ」と気づいたそうです。

C　時間的展望の変化

「これからは今をもっと大切にしたい」という感想などから、五色カード法による参加者の時間的展望の変化が予想されます。そこで大学生と中高年（五〇歳以上）を対象に、五色カード法実施前に現在・過去・未来の出来事を三つずつ書いてもらい、そのうち最も重要な三つを選んで順番に並べてもらいました。五色カード法実施前後で選ばれた出来事を比較すると、大学生は三〇名中二二名で重要な三つの出来事が属する時間（現在・過去・未来）が変化したのに対し、中高年では一三名中二名しか出来事が属する時間の変化がありませんでした。変化の方向性に一定の傾向はありませんでしたが、自分の死を意識することによる大学生の時間的展望の変化がうかがえます。中高年の場合は時間的展望がすでに安定しており、この課題によって普段は表に出ない本心やこれまでの意識を再確認しているようです（「いつも〇〇と心がけている。今を大切にしようという意識を改めて持った」）。

D　死の意識と自伝的記憶

「人が生活のなかで経験した、さまざまな出来事に関する記憶の総体」を自伝的記憶と言います。簡単に言えば自分に関する過去の記憶ということです（自伝的記憶については佐藤・越智・下島[7]を参考にしてください）。「写真」を失うことがつらかったという大学生がいました。写真を失うことによって、その出来事に関係する人や思い出すべてを失う気がしたそうです。過去の記憶は「現在の私」を支えています。過去の記憶を失うことは、自分を失うような不安へとつながります。

私たちが想起する自伝的記憶は「現在の私」が再構成したもので、必ずしも現実通りとは限りません。現在の自分にとって都合がいいように変容したものになっています。そしておそらく私たちの「現在の私」とは、これから訪れるであろう長い未来を疑いもしない、いつか死ぬ自分を想定しない「現在の私」です。

しかし、五色カード法で自分の死という未来を展望することを通じて、今は当たり前の大切なものをいつか失う可能性があること、今が永遠に続かないことに気づき、「現在の私」が揺らぎます。過去を想起する主体である「現在の私」が揺らぐと過去も再構成されます。大切な人と一緒にいられる時間の有限性に気づいて大切な人との思い出を再構成し、「これからはもっと大切にしよう」と少し先の未来を展望します。現在の揺らぎに伴い過去が再構成されることにより、未来もまた再構成されるのです。死を意識することは「過去・現在・未来の私」の再構成につながります。

E　一人称の死と三人称の死の違い

死への準備教育（デス・エデュケーション）では他者の死を題材とするものと自己の死を題材とするものがあります。そこで五色カード法でも、物語の主人公を「あなたは」と読み上げる群（自己群）と「主人公は」と読み上げる群（他者群）を設定し、課題前後で自分が死ぬ時に対する鮮明度とネガティブ評定を比較しました。その結果、鮮明度は二群とも課題前より後のほうが高くなりました。ネガティブ評定では、他者の死の物語を聞くよりも自分の死の物語を聞くほうが死に対するイメージがネガティブに変化しました。デーケンは死について考えることは死までの人生について考えることだと言います。他者の死ではなく自身の死を考えることで一度死をネガティブに捉えることを通じて、生きている時間を大切に思う効果が期待されます。

3 死の体験旅行

A 小地域ケア会議の研修における実施例

五色カード法はさまざまな経緯で日本に入ってきています（名称ややり方は多少異なります）。ここでは介護支援員の研修における「死の体験旅行」実施例をご紹介します。

介護支援専門員の紺屋幸子さんは、サービス事業所、民生委員、ボランティアが集まる立川市たかまつ地域小地域ケア会議の「死にたいの裏側を考える」という企画で死の体験旅行を実施しました。紺屋さんは認知症自主学習会で訪問看護師の方からこの研修を受けたそうです。訪問看護師の方は訪問看護ステーションでこの研修を受けたそうで、やり方はさまざまですが、日本の各地に五色カード法は広まっているようです。

紺屋さんは、カードに書いて投げると時間がかかるので、表に書いて線で消していくという形をとったそうです。「大切なもの（物質）」「大切な環境（自然、場所）」「大切な活動」「大切な人」（四種類）を五つずつ表に書き込みます。この課題を二〇分ほどで実施し、後半はベテラン終末期ボランティアの方によるお話（四〇分ほど）を聞いてディスカッションするという流れでした。大切なものを線で消すだけでもつらい思いがあったようで、実施後は重い感じがして各所からためいきが聞こえ、身内を亡くしたときのことを思い出したと語った人もいたそうです。介護支援員は限られた時間のなかで多くの支援をこなさなければなりません。時間に追われる毎日のなかで、一度立ち止まって被支援者の立場を自分自身に置き換えて考えるプロセスは貴重だと感じました。

B　僧侶が主催する「死の体験旅行」への参加

あるとき、参加者の気になるコメントに出会いました。

「自分にとって大切なことが何かを考えることができたと思う。以前も同じ課題をやったが、最後まで残したのは今回とは違うカードだった。今に至るまで変化があったのだろうと思った。」

この参加者は二〇代のときに一度この課題に参加し、三〇代になって再び同じ課題に参加したそうです。年齢を重ねれば大切なものは当然変化します。この方は五色カード法を経験することを通じて、今の自分にとって大切なものをモニタリングするだけではなく、時間経過による自分の変化もまたモニタリングしたのです。筆者ももう一度この課題を体験したくなりました。介護事業所の紺屋さんから、なごみ庵の浦上僧侶が「死の体験旅行」を実施していると聞いていたので、早速申し込みをして数年ぶりにこの課題に体験者として参加しました。

「手が触れられる物質で大切なもの」「自然の中で大切なもの」「目標・夢」「大切な人」を五つずつカードに書いていきます。内容も参加者の感想も熟知しているわけですから、最初は自分のやり方との相違に気が向いてしまいました。しかし、物語の進行とともに大切なカードを床に落としていくと、最後の場面ではやはりつらい思いをしました。最後まで残ったのは「大切な人」と「目標・夢」で、「目標・夢」の内容は「子どもが幸せになる」でした。このカードを床に落とすときはなかなかカードを手に取れず、「見届けることはできないけど、幸せになってね」と祈って床にそっとカードを置きました。

筆者が以前にマコーミックの課題に参加したときは、「母」と「子ども」をなかなか手放すことができませんでしたが、今回は「母」を早々に手放しました。「一番年齢が高いし、後で会おうね」と言い訳しました。前回は大切な人を失うことが一番つらかったのですが、今回は自分が死んだ後に大切な人に幸せになってほしいと思いました。この課題は一度大切なものに気づいて終わりなのではなく、時間を置いて繰り返し実施することで、自分の変化（成長）を感じることができる課題なのです。

4 授業で実施する際の工夫――メタ認知を意識する

A 発達心理学の授業内で実施して連続性を持つ

これまでは研究の一環としてこの課題をやってきましたが、最終的には医療従事者を目指す学生の教育に生かすことが研究の目的です。実施後にかなり重い雰囲気になるこの課題をどうやって実施するか悩んだ結果、発達心理学という授業の一部として実施することにしました。一五週のうち一三週で赤ちゃんから高齢期までの人間の発達について学び、自分の人生についても深く考えてもらいます。そして最後の二週を「死を考える教育」の授業と五色カード法を実施しました。

大切なものが思い浮かばない場合、カードを書くだけで時間がかかります。また「大切なものが思い浮かばなくて適当に書いてしまったので、失ってもつらくなかった」という感想もありました。そこで、前の週の授業で「大切なもの」を考えてくるようにお願いしました。またファーバーからは、悲嘆から立ち直っていない人はこの課題への参加は控えたほうがいいと注意を受けていました。そこで前の週に参加を控えたほうがいい人について説明しました。当日も、いつでも途中で課題をやめていいことを告げ、部屋を出て行きたくなった学生に付き添えるように同僚の先生やゼミの四年生にも協力をお願いして見守ってもらいました。

B　大切なもの一覧表を作成しておく

課題が終わった後、「現実にはあなたは大切なものを失ってはいない、手元にありますよ」ということを実感してほしいのですが、課題に入り込んでしまうため、特に高齢の方は自分が最初に書いた「大切なもの」の内容を思い出すことが難しいようです。筆者が実施するときは床に投げたカードを拾ってもう一度自分のカードを眺めてもらっていたのですが、拾う作業に時間がかかります。そこで授業では、一覧表に大切なものを書いてからカードに転記することにしました。課題ではカードを投げてしまいますが、実施後は一覧表で大切なものがまだ手元にあることを確認できます。

C　全員が発言できる環境を作る

最後の分かち合いで自分の気持ちを言葉で表出し、自分と同じ気持ちの人がいることに気づいて安心したり、自分とは違う考え方の人がいることに気づいて死に対する意識の多様性を理解したりします。他の授業のなかで「学生のための男女共同参画ワールド・カフェ」という課題を実施したことがあるのですが、このとき「発言するのが苦手だけど今回は話し合いに参加できた」という感想がありました。そこでこのワールド・カフェのやり方を取り入れることにしました。これは小グループで席替えを繰り返しながら議論を深める話し合いの手法で、あたかも参加者全員が話し合っているような効果が得られます。(8) どんな意見でも否定せずに歓迎し、みんなで対話を楽しむのがルールです。

具体的なやり方ですが、まず、五色カード法を経験した感想（捨てるのが一番つらかったカード、そのときの気持ち、隣の人にカードを引かれたときの気持ち、最後にカードをすべて失ったときの気持ちなど）をそれぞれ一行程度で書きます。書き終わったら四人で一グループを作ります。簡単に自己紹介をして、感想を書いた用紙を持ち寄って他の人の意見を聞いていきます。自由に話すことは難しくても、一行程度の感想が書いてあるので会話を始めやすくなります。同じメンバーであまり長く続けるとだらけてしまうので、「もうちょっとたくさん話したかったな」と思える一〇分程度で席替えをして新しいグループで話し合いをします。一〇分程度でまた席替えをして話し合いをします。二回の席替えの後はかなり和やかな雰囲気になります。

D　異なる年齢層の感想のフィードバック

浦上僧侶の「死の体験旅行」に参加したとき、浦上僧侶も参加者の大人も、大学生はこの課題にどのように取り組むのか関心があるようでした。大学生の取り組みは前にも少し紹介しましたが、ここでもう少しご紹介します。大学生の「大切にしている出来事」のなかには「友達と会うこと」や「趣味」のほかに「授業」「実家で料理を食べること」などがありました。「大切な目標」には「親孝行すること」がありました。筆者が使っている物語では「隣の人の白のカード（目標）を一枚取って投げてください」という場面があります。ある学生は「ここまで育ててもらってこれから親孝行をしようと思っていたのに、隣の人にこのカードを引かれたのは参った」そうです。「死が近づいているときでも楽しみなことを一つでも持っていればより幸せなのではないかと思った」「大切な人だからこそ一緒にいて悲しませたくないと言っている人もいたが、私はやはり大切だから最期まで一緒にいてほしいと思った」「人の価値観の違いがよく分かった。実際に死に直面したときは今日のような選択をするのか分からない」という感想や、「突然死だとどうなるのだろう」という疑問もありました。感受性が豊かな大学生が死について真剣に考えた感想や疑問から、大人が学ぶことはたくさんありそうです。

同じように、大学生も中高年の感想に関心があると思います。今回は大学生どうしの分かち合いで終わりましたが、今度実施するときは参加者とは異なる年齢層の感想を紹介して話し合う時間を作ってみたいと思います。大学の授業は九〇分一回で完結するのではなく、毎週継続的に実施されます。このメリットを生かしたプログラムを工夫していきたいと思います。

E　メタ認知を意識した死を考える教育

大学生の感想を読んでいると、この課題によってメタ認知が活性化していることが分かります。自分の感情や考え方が変化したことに気づき（モニタリング）、今後の認知や行動を変えていこう（コントロール）と意識しています。

「他の意見を聞き、気づかされたこと、大切なのに思い出せずにいた感情をたくさん感じることができた（モニタリング）。」

「自分の時間を大切に、人にやさしくしていきたい（コントロール）。」

「今当たり前にやっていることもできなくなってしまうときが来ると思うと（モニタリング）、もっとがんばって生きようと思った（コントロール）。」

「生きているっていいなって思ったし（モニタリング）、今を大切にしなきゃと思った（コントロール)。」

「本当に大切なものは意外と少ないのだと思った(モニタリング)。もっと大切なものが欲しくなった(コントロール)。」

モニタリングとコントロールの結果、死に関するメタ認知的知識を豊かにする学生もいます。

「最初はとまどいがあったがだんだん簡単に捨てられるようになった(モニタリング)。多くのものを失うと、それだけ精神的におかしくなってしまうのかなと思った(メタ認知的知識)。」

「これは失ってもたいしたことはないと思って課題開始早々に投げてしまったのに、課題が進むにつれて、ちょっと待てよ、あれを失ったのはまずかったと思い(モニタリング)、本当に大切なものには気づいていないかもしれないと思った(メタ認知的知識)。」

悲しくて涙が止まらなくなった人は、グループでの分かち合いを通じて「自分だけではなくみんなも涙が出るくらい悲しいと気づき(モニタリング)」、安心して不安を言葉にしてみて(コントロール)、「悲しいときは我慢せずに悲しみを分かち合えばいい」とメタ認知的知識を形成します。死に対する意見の多様性に触れることを通じて、死に関するメタ認知的知識を豊かにしていってほしいと思います。

「終わった直後よりも、終わってから部屋が明るくなったときのほうが泣けてきた」という感想がありました。「泣けてきた」で終わるのではなく、モニタリングとコントロールを通じて新たなメタ認知的知識を形成することが重要です。五色カード法を実施するだけでは「悲しい気持ちになりました」で終わる可能性がありますが、メタ認知を意識して、死について自発的に学ぶ姿勢を育むような進め方が必要だと思います。

5 これからの展望

ある女性からこの課題に参加したときの感想を聞きました。

「私が最後まで残したカードは亡くなった子どもです。でも私にとって最期はハッピーエンドでした。向こうで子どもに再会できるのだから。」

キューブラー＝ロス[9]（Kübler-Ross, E.）は死にゆく段階を五つ（否認、怒り、取引、抑鬱、受容）に分けていますが、デーケンは第六段階として「期待と希望」を挙げています。死後の生命への希望です。五色カード法の感想を見ていると、大学生は自分が死んだらそれで終わりという認識が多いのに対して、中高年は自分の死後に残された人への言及が見られます（「人を失うことはつらかったけれど、残された人が幸せであればそれでいいと思っている」）。死を自分の問題として捉えたとき、死後の時間をどのように捉えていくか、時間的展望のあり方が死への不安や恐怖と関係してくるのかもしれません。

また大学生は「死にゆくプロセスが理解できた」と答えることが多いのですが、中高年の多くは「実際にはどうなるか分からない」と言います。大切な人を亡くした経験があるからこその言葉だと思います。筆者はこれまで、ご自身も悲嘆経験を乗り越えた経験を持つ在宅ホスピスケア・ボランティアと交流し、大学の授業や教科書だけでは学べないことを学んできました。大学生も授業で五色カード法を体験することによって、教科書を読んだだけでは分からないことに気づき、患者とその家族から学び続ける意識を持ってほしいと思います。

筆者が授業を担当する学生の多くは人生の最期で大きな役割を果たす職業（看護師、理学療法士、作業療法士、社会福祉士など）を目指しています。マコーミックが作成した物語は、悪性腫瘍が発見されて治療するものの、転移が発覚して緩和ケアに移行し死に至る物語ですが、ファーバーは既存の物語に固執するのではなく参加者が感情移入できるような物語を自分で作成することを推奨しています。今後は、介護について考える五色カード法の物語も検討してみたいと思います。残念ながら、カリキュラム改正により発達心理学の授業がなくなってしまう学科もありますが、今後もメタ認知、自伝的記憶、時間的展望という認知心理学の視点から、教育を通じて医療の世界に貢献していきたいと思っています。

【付記】 本章で紹介した人の所属は二〇一五年当時のものです。

【引用文献】

（1）アルフォンス・デーケン（2001）『生と死の教育』岩波書店
（2）白井利明（2001）『〈希望〉の心理学――時間的展望をどうもつか（講談社現代新書）』講談社
（3）Cottle, T.J. (1976) *Perceiving time.* John Wiley & Sons.
（4）三宮真智子（2008）『メタ認知――学習力を支える高次認知機能』北大路書房
（5）岩井美詠子（2004）「体験型『生と死』の研修の勧め」『ターミナルケア』一四巻、三号、一九四-一九七頁
（6）下島裕美・蒲生忍（2009）「医療倫理と教育（二）――五色カード法による死にゆく過程の疑似体験（Guided Death Experience）」『杏林医学会雑誌』四〇巻、一号、二-七頁
（7）佐藤浩一・越智啓太・下島裕美（2008）『自伝的記憶の心理学』北大路書房
（8）文部科学省（2017）「男女共同参画推進のためのワールド・カフェ実践手引書（改訂版）」https://www.mext.go.jp/a_menu/ikusei/kyoudou/detail/367502.htm（二〇二一年三月三日閲覧）
（9）Kübler-Ross, E. (1969) *On death and dying.* Simon & Schuster.（鈴木晶 訳（2010）『死ぬ瞬間――死とその過程について（中公文庫）』中央公論新社

第7章 「自分らしさ」を支える緩和ケア

【改田明子】

1 緩和ケアとは何か

がんをはじめとする悪性の腫瘍は、ほんの数十年前までは、不治の病、そして確実に死に至る病と見なされてきました。現在、治療によりがんが完治した人々やがんの治療を続けながら社会生活を送る人々へのさまざまな配慮が議論されるほど、がんは治療の効果が十分に期待できる病気となりました。このように治療技術が進歩している現代ではありますが、たくさんの人々ががんによって命を落としているということも事実です。

がんの統計を紹介しましょう[(1)]。がんに罹患する人の割合は、二〇一七年には人口一〇万人あたり男性で約九〇六人、女性で約六四三人であり、一九八〇年代以降増加傾向にあります。また、がんにより死亡した人の割合は二〇一九年には人口一〇万人あたり男性で約三六六人、女性で約二四六人という数値で、一九六〇年代から増加し続けています。現在、生涯でがんに罹患する人は男女とも二人に一人、がんで亡くなる人は男性で四人に一人、女性で六人に一人と言われています。がんは数十年前よりも圧倒的にありふれた病気となり、がんにより人が亡くなることも身近な出来事になっています。現在、がんと診断された人の五年相対生存率は六〇％以上の数値となっており、もはやがんに罹患することが直接死を連想させるような事態ではなくなっています。

がんという病気は、人間の一部の異常な細胞が無制限に増殖したり、他の場所に転移したりするようになり、身体に害を与える悪性腫瘍となった状態を指します。治療としては、大きく分けて、手術、抗がん剤治療、放射線治療の三種類があります。手術は、がんを外科的に切除する方法です。抗がん剤治療は、がん細胞が増えるのを抑えたり、転移や再発を防いだりする目的で薬剤を使用する治療法です。放射線治療は、がんに放射線を照射して、がん細胞を破壊しがんを消滅させたり小さくしたりする治療です。これらの治療の多くは、がん細胞だけでなく健康な細胞をも傷つけてしまうため、治療には副作用として吐き気やだるさなどのつらい症状がしばしば伴います。これらの治療法は、がん細胞を攻撃し、病気を治す方向を目指しているという意味で積極的治療とも呼ばれます。がん患者の五年相対生存率の上昇は、これらの治療技術の目覚ましい進歩によって実現されてきました。その一方で、これらの治療技術を駆使した闘病生活の末、積極的治療の効果がほとんど期待できない状況になり、避けられない死に向かい合う段階に至る患者も多くいるのです。

がんで亡くなることはごくありふれた出来事となりましたが、がんによる死に向き合って生きる終末期は、患者やその家族、そして医療者、周囲の人々にとって、積極的治療の科学のように数字と技術で割り切れるものではないようです。この長い闘病生活の末に迎える死と向かい合った医療は、依然として未開拓の部分を多く残している領域です。本章では、この死を前にした生活をより豊かなものとして、人間らしい生活を支えるための医療が現在進行形で開拓されつつある現場の営みに焦点を当て、その一場面を紹介しようと思います。その場は、緩和ケア病棟です。

一般に、緩和ケアは、病気による苦痛の軽減を中心的な目的として成立した医療領域です。その背景には、従来の医療が病気を治すための治療（cure：キュア）を中心に進歩してきたなかで、病気と治療により患者が体験する苦痛は、医療の周辺領域に追いやられてきたという実態がありました。そのような背景のなかで、がんを治すだけではなく、患者の経験する苦痛を和らげて療養生活の質を高めることも医療の大切な目的だという考え方が広まってきています。特にがん患者の場合、がんに罹患していることが分かったときから、さまざまな苦しみを経験します。がんによる痛みなどの身体症状、治療による副作用の症状や、再発の心配、職場や社会生活の変化など、患者の経験する苦痛は多岐にわたっています。このような多様な苦痛を和らげることを目指す医療が、緩和ケアです。

世界保健機関（ＷＨＯ）による緩和ケアの定義を紹介しましょう[2]。

「緩和ケアとは、生命を脅かす病に関連する問題に直面している患者とその家族のＱＯＬを、痛みやその他の身体的・心理社会的・スピリチュアルな問題を早期に見出し的確に評価を行い対応することで、苦痛を予防し和らげることを通して向上させるアプローチである。」

この定義は、従来のがん治療が、病気を治すことに焦点を当てる一方で、多くの患者が苦痛に満ちたＱＯＬの低い療養生活を強いられてきたことの反省の上に立っています。本来、緩和ケアは、病気の初期から終末期のすべての段階において提供される医療ではありますが、本章では特に終末期の段階にある患者が、がんと闘う積極的治療という目的から離れて、苦痛を和らげるために緩和ケア病棟で療養生活する終末期という状況に焦点を当てて、当事者である患者やその家族がどのような経験をしているのか、その実態に触れてみたいと思います。

終末期にある患者にとって、緩和ケア病棟に至るまでの状況はどのようなものでしょうか。医療の進歩によって、死にゆく過程の透明化が進みました。詳細な検査の結果、病気の進行は手に取るように示されます。自分は確実に死に至る過程にあることを、現代の終末期の患者ほどはっきりと意識して、その予想がほぼ確実に実現するという経験をする人たちはいないかもしれません。かつて死因の上位を占めていた感染症により発生する急激な死の過程にあっては、死を意識するような時間的猶予はがんほど長くないでしょう。心臓疾患や脳血管障害で亡くなる患者も、がんの患者に比べると急激に発生する死の過程を経験しています。ゆっくりと、しかしながら確実に死に向かう時間が与えられるのは、現代の終末期のがん患者に際立った体験と言えそうです。

一般に、患者の緩和ケア病棟での療養生活は、積極的治療の効果が期待できない状況となり、積極的治療を諦め、苦痛の緩和に焦点を当てた治療を主治医から勧められたり、患者自身で希望したりして始まります。病気を治すための治療を続けるという選択肢を諦めざるを得ない状況のなかで、次善の選択肢として苦痛を取り除くための医療が提供されているのです。ある緩和ケア医は、患者に「ご要望は?」と問いかけたところ、「まだ死ぬ準備はできていないんだ。自分の要望はこれを変えることだ。あんたにこれができるのか」という答えが返ってきた自身の体験を振り返っています。(3) 多くの患者は、生き続けることを諦めるというつらい体験を経て、できる限りつらさがなくQOLの高い療養生活を望むという選択に至っているのです。

このような状況にあって、患者やその家族は、どのような価値のために残された時間を生きるかという問題に直面します。これまでの医療が大前提としてきた生存期間の延長を諦めざるを得ないなかで、生存期間の延長ではない別の新たな価値の模索が始まります。そして、この状況でどのような価値を選択するかという問題は、たくさんの倫理的な葛藤をもたらし、患者やその家族、そして医療スタッフの間でお互いの価値観がせめぎ合う場となります。このような、葛藤をはらんだ価値の創出の場が緩和ケアの現場です。「自分らしい生活を送るためのケア」とは、いったいどのようなケアなのでしょうか。「自分らしさ」とは、「苦痛」とは、「安楽」とは、「生活の質」とはなど、答えが簡単には見つからない問いに、患者やその家族は直面します。そして、その療養生活を支える医療者も、その思いを共有しようとしながらケアにあたるのです。多様な価値観があるなかで、実際に何かを決めていくための糸口は、患者やその家族の望みを中心に据えることです。そうして、その望みをくみ取って実現する道を模索するという一点で、関係者全員が協力する場が緩和ケア病棟です。筆者は、緩和ケア病棟で日々ケアの実践に携わっている看護師に患者やその家族との関わりの経験についてお話を聴きました。次節からはそこで語られた現場の声を織り交ぜながら、緩和ケア病棟の様子を紹介しましょう。

2　苦痛とその緩和

A　苦痛とは

緩和ケアの目標は、苦痛の緩和です。患者やその家族は、どのような苦痛を経験するのでしょうか。終末期の患者が経験する苦痛は、全人的苦痛（トータル・ペイン）と呼ばれ、それには、身体的苦痛、心理的苦痛、社会的苦痛、スピリチュアルな苦痛が不可分に結びついていると言われています。身体的苦痛とは、病気や治療に伴う痛みや息苦しさ、だるさなどの症状によるつらさです。心理的苦痛とは、病気を患っていることに伴うストレスや不安、抑うつなどの情緒的なつらさです。社会的苦痛は、その人の社会的な関係に関連して仕事上の問題や家族関係の問題、経済的な問題を含みます。最後の、スピリチュアルな苦痛は、死に直面することに伴う苦痛です。それらの苦痛は、それぞれが絡まり合いながら、患者の経験する全人的苦痛がもたらされると考えられています。

いずれにしても、苦痛は個人的な体験です。どのような領域であれ、何をどのように苦痛と感じるかは、その人がどのような人生観、価値観で生活しているかということと深いつながりがあります。したがって、その人の苦痛は、まさにその人らしさの現れでもあります。ある人は、やり残した仕事のことにつらさを強く感じているかもしれません。また、別の人は、それが身体の痛みかもしれません。また、ある人は最愛の人たちとの別れがつらさの中心になっているかもしれません。健康、仕事、大切な人など、さまざまな大切なものの喪失に直面しながら生きている人々は、つらさの体験を通じながら、自分にとって大切なものを再確認していると言うこともできるでしょう。

また、その人が経験している苦しみは主観的な体験ですから、本人でなければ本当のところは分からないとも言えます。患者の体験している主観的なつらさは、血液検査やCTといった検査では測定することができません。患者のつらさは、患者やその家族と医療者が関わることを通じて人から人へと伝えられる事柄です。あるときは、患者が医療者に語ることを通じて伝えられ、またあるときは、患者のちょっとした態度の変化を通じて伝えられるというように。緩和ケアの入口は、患者がその人ならではのつらさをどのように体験しているのかをなんとか捉えようとする医療スタッフの姿勢に始まります。そこでは、患者やその家族に本音を語ってもらえる関係作りを大切にするスタッフの姿勢が特徴的です。

看護師たちは、次のように語っています。

「せっかくの出会いなので、せっかくなんだから知り合いたいっていうのがあって、その人にとって最後の友達になってもいいんじゃないかなっていうふうに思っています。できるだけ心を通わせたいし、できるだけその人の人生を知りたい。」

「看護師と患者家族ですけど、人対人なので、お互いに興味を持てないと信頼関係を築いていけないのかなと思っていて、その患者さんご家族が、今までどういう人生歩んできたのかなとか、どういう考え方をするのかなとか人を知ろうとする気持ちで接するようにしています。そうして、信頼関係ができてくると、相手も私のことを知ろうとしてくれる。あなたはどこから来たの、どこに住んでいるのっていうふうなことを知ろうとしてくれる。そこからやっと信頼関係が築いていけるのかなって思っているんです。」

「患者さんと関わるなかで心がけていることは、まず一番はその人のことを否定しないことです。たとえばそれが現実的に難しくても、まずは受け入れるってことを一番心がけているかな。この人なら私のこと受け入れてくれるなって、患者さんが思ってくれればそこで、お互いの信頼関係もできます。」


緩和ケアの場で、患者やその家族との関係ができてくると、患者やその家族は体験している苦しみを伝えてくれるようになります。看護師に伝わってくる患者の苦しみとは、どのような苦しみなのでしょうか。「患者さんの感じているつらさとはどんなことか」との問いかけに、ほとんどの看護師は、身体的な症状はもちろんつらいけど、それだけでなく次のようなつらさがあると語っています。


「今まであんなに苦しい治療してきたのに効果がなくなって、緩和に行かなきゃならなくなって、やっぱりどこかに死があるからそれに対する不安だったりとか、もうとうとう終わりの場所に行くんだというような失望とかそういうのも患者さんにはあるのかな。」

「生きることを諦めなきゃいけないとかっていうところの苦しみ、だんだんできてたことができなくなってくる、今まで築いていた関係性がどんどん狭まっていくっていうか、続けられなくなってくるっていう苦しみですね。」

「死ねると思って来たのに死ねなかった、死なない、お迎えが来ない、死を待っている一日一日のつらさが、こんなにつらいとは思わなかったっていうことをよく聞くんですね。何をしたらいいか分からない。でも、死を待っている一日一日をどう過ごしたらいいか分からないとか、そういう計り知れない闇じゃないけど、暗闇にぽつんといるみたいな、きっとそんな気持ちなのかな。」

「やっぱり先をね、自分で切らなきゃいけないじゃないですか。その期限を、自分はここまで、もういなくなるんだって、死ぬんだってところを、自分で見つめなきゃいけないつらさがある。あと、他の人たちと、大事な人と別れなきゃいけないということを認めなきゃいけないつらさもあるし、お別れのつらさ。」

「先が見えなくて、自分がこれからどうなっていくのかまったく分からない。だけど、動けなくなってご飯食べられなくなって少しずつ状態が悪くなっているのだけは分かる。なぜ泣いてるのって聞くと、先が見えなくて不安でとか、どうしていいのか分からなくてとか、つらいから死にたくてと話してくださる方が多いので。」

このように、身体的な症状のつらさだけでなく、死に直面しながら生きることのつらさが語られています。それを言葉として表現するかしないかは患者によって異なるものの、役割の喪失といった苦しみ、死にまつわる不安や恐怖、すなわちスピリチュアルな苦痛が多くの看護師に感じ取られています。人によって体験する苦しみはさまざまですが、その背後には誰もがこのようなつらさを抱えているのかもしれません。

B　苦痛の緩和とは

痛みや呼吸困難といった症状のつらさは、数十年前に比べれば格段にコントロールできるようにはなっていますが、すべてが簡単に解消できるとは限りません。ましてや、それ以外の心理的な苦痛やスピリチュアルな苦痛に至っては、そのような苦痛の緩和ということの定義さえ簡単ではないようです。そのようなつらさを抱える患者の安楽の追求は、試行錯誤の手探りによって実践するしかない状況かもしれません。前述のような、患者のつらさを「緩和する」とはどのようなことか、との問いかけに看護師は次のように答えます。

「たぶんその患者さんたちの病状からしたら症状はここまでしか取れないんで、それをつらいなって私たちが思うと、つらいっていうのが患者さん家族に伝わるじゃないですか。それが一番つらいんじゃないかなって思うんです。だからやっぱり、患者さん家族にとってはベストなことをやってもらった、症状がすべては取れなかったんだけど、今ある緩和ケアにしても、一番の症状緩和がしてもらえた、できたと思うことが患者さん家族にとっては一番いいことだと思うので、私たちがつらいと思っちゃいけないんじゃないかなと。……（症状が）取れるようにがんばっていることを伝えるしかないのかな。」

「私は完全には楽にならないと思っていて、もちろん看護師にそういう気持ちを吐露して、心のもやもやを吐き出せば、一時的にはすっきりすると思うんですけど、でも、ずっと自分はもう歩けない食べれない、もうすぐ死ぬんだという気持ちは心のどこかでくすぶっているんで、楽になるっていうのは難しいかなと思ってます。その気持ちに寄り添ってあげることしかできない、ですね。その繰り返し。きっと自分は歩けないなって訴える人を見放さずに、そばで聞いてあげるってことが一番してあげられることじゃないですか。患者さんが見放されてないって思えることが心の救いになるんじゃないかって思います。」

「しっかり身体面の苦痛を取りながら、人がその人らしくいられる。すべてをかなえてあげられたり、答えを出してあげることはできないかもしれないけど、逃げないでそばにいることで、諦めないであの手この手を試してみるっていうことをやって、そのなかで、やり続けて支え続けていくことかなっていうふうに思います。」

「完全に緩和するのは難しいんじゃないかなと思っています。でも、患者さんが感じていることを受け止めることとか、常にそばにいるよっていう、あなたは一人じゃないよっていうメッセージを送り続けることとか、そういうことでは少し緩和できるのかなっていうふうには思っています。」

これらの語りのなかで表現されている患者との関わりに共通しているのは、つらさを取り除くために関わり続けていく、決して孤独にしないという姿勢です。

一般に、現代は「死を避ける文化」であると言われています。「死」は私たちの日常生活からは遠ざけられがちであり、現実に目の前で起こりつつある死でさえもそれについて語ることや考えることは意外と難しいものです。たとえば、がんの診断を受けたある患者は、ステージⅣで手術の適応がないという診断を受け、医師から治すことはできないのでできるだけ長く生きることを目標に抗がん剤や放射線の治療を開始するという説明を受けます。この時点で、確実に限られた命であるという告知を受けるのですが、積極的治療を継続している間は、治療や副作用に関する細々とした事柄に気持ちが集中して、確実に訪れる死が話題に上りにくいのです。また、患者が自分の死について語りたくても、相手を困らせてはいけないという周囲への気遣いから語られないということもあるでしょう。しかしながら、体調が徐々に低下していることは、患者自身にも感受されるものであり、変化を感じ取った患者は死に直面せざるを得ない状況に至ることも多いでしょう。一人で自分の死について考え続け、それを周囲の人と共有しない状況は、患者に深い孤独をもたらします。レーガン[3]（Ragan, S.L.）らは、患者が一人で死に関わる苦痛を抱えて孤立することがないようにすることの意義を示すとともに、現代の医療では死にゆく患者が孤独にさらされがちであると述べています。トルストイ[4]（Tolstoy, L.N.）の小説『イワン・イリッチの死』では、そのような孤独が表現されています。

緩和ケアのスタッフは、死について語る患者の話を受け止め、ただ聞くしかできないけど、それを続けます。緩和ケアの医療スタッフは、決して見放さないと約束し、その約束は現実に実行されていきます。つらさを取ろうとする関わりは、中断されることがなく続きます。決して見放さない、孤独に陥ることはないと患者が確信できるような支えの環境が大切にされているのです。また、自身のつらさを語ることを通じて、患者は孤独に陥らずに済むだけでなく、医療者に苦しみを教える教師としての役割をも担う存在となります。患者の苦しみは本人が一番よく分かっていることですから、それを学ぶためには、患者が最もすぐれた教師となるのです。

さらに、緩和ケアにおいては、患者だけでなく家族もケアの対象です。家族が患者との限りある時間を過ごし、看取り、死別する、その激動の時間を、家族の苦痛を和らげようとする関わりが続いています。家族の苦しみについて、ある看護師はこのように語ります。

「ご家族が亡くなっていくことを受け入れられないとき、先生から説明はされている、それを分かって緩和ケアを選んでいる。それでも実際弱っていく姿を見ると、諦めきれない。もっとがんばって、もっとがんばってと言ってしまうっていう感じになっているときに、家族がそれを受け入れるってすごい難しいことなんだなって思います。そのご家族が（がんばってと）言っていることは否定しませんけど、すごいがんばってるんですよってことはお伝えします。患者さんのがんばりを認めてあげましょうっていうことはお伝えします。あとは、だいたいそういうご家族の場合って、患者さんすっごいがんばるんですね。意識がなくなってからも、本当に、家族がやっと受け入れられる頃までがんばられるんですよね。だから本当に、亡くなった後に、患者さんにたぶん救われたなあって思います。患者さんがいつ亡くなるかも、私たちには、長くすることも短くすることもできないし、家族が受け止めきれないことも多いと思うんですよ、実際。それを、どうしようもないこともあるなあ、とは思っていて。でも、患者さんが、私たちも家族も救ってくれているんだなって。」

家族は、患者に支えられながらその貴重な時間を共に過ごしているのかもしれません。

3 希望について

人は誰でも、希望がなければ生き続けることはできません。そして、終末期というつらい時間を生きる人たちにとって、なおさらのこと希望が生活の支えとして必要です。グループマン[5]（Groopman, J. E.）は、次のように希望を定義しています。

「前向きに考えなさい」と言われたり、過度に薔薇色の未来を約束されたりしても、希望は生まれない。楽天主義と異なり、希望はまぎれもない現実に根ざしている。希望を画一的な言葉では定義できないが、患者から教わったものを反映するように思われる一つの定義をわたしは見出した。希望は、心の目で、より良い未来へとつづく道を見るときに経験する高揚感である。希望は、その道の途上で待ち構える大きな

障害や深い落とし穴を知っている。本物の希望には、妄想が入り込む余地はないのだ。（8頁）

限りある命に直面しながら、その時間を希望とともにあるものにするためには、避けられない死を見据えつつも何らかの形でよい未来のイメージを持つことが必要だと言えるでしょう。

通常、医療の文脈での希望は、まず健康を取り戻し、より長い生を享受することに置かれます。医師が終末期の患者に現実を伝えないでいる理由の一つは、それを伝えることが患者の希望を奪ってしまうことになることを恐れるからです。(6) また、実際に死がいつ訪れるのかを完全に予測することは人の力を超えています。常に、残された時間は不確定なので、その意味で生き続けることへの希望は終末期でも持つことはできます。このような希望について、看護師は次のように語ります。

「患者さんがおっしゃってたんですけど、だめだって分かってても人は希望を持ちたいもんだと。それにすがって一日一日を生きる力を継続させていくってこともあるんだよねって、聞いたことがあって。」

「ずっと見ていると、実際長さって分からないんですよ。本当に。ギリギリ保ちながらなので。やっぱり希望がないと、生きていけない部分はあるのかなって。一カ月ですってはっきり言われてしまうことで、希望がなくなることで、生きるのが難しくなる部分があるんじゃないかなって思うと、ぜんぜん大丈夫とか嘘はついちゃいけないと思うんですよね。ただ、希望を持てるっていうのが大切だから。」

しかしながら、実際に歩けなくなったり食べられなくなったりする喪失体験を重ねながら、徐々に患者は自分の命が坂を下っている様子を実感していきます。そのようなとき、より長い生という希望は、患者を支えるほど十分なものではなくなっていきます。

生き続けることではない希望の一つは、苦痛が和らいで楽になることです。前節では、医療者が、苦しみを取り除くためのケアを見放さないで続けることに、多くのスタッフが意味を感じている様子を紹介しました。スタッフは、最後まで一人にしないということをまったくの真実の言葉として患者に伝えます。これは、患者への大切な希望の源泉ということができるでしょう。

もう一つの希望の源泉は、その日一日一日を大切に生きること、日々の心地よい時間を楽しみにすることです。日々の楽しみの大切さについて、看護師は次のように語ります。

「亡くなるためのケアっていうよりも、その一日一日をよりよく生きていただくっていうか、そういうニュアンスで考えているので。治療をもうしてないので、亡くなりゆく自分という将来の予測は立っているけど、常にそれに向かって生きているというよりも、その日に一喜一憂じゃないですけど、今日はいい日だったとか、さっきはいい時間だったとか、そういうふうに考え、いい時間を過ごしたいと思われている。」

「治るんだとか、治して帰るんだとか、そういうことだけじゃなくて、なんかちょっとした、たとえば車いすでラウンジ行ってお茶をすることだったりとか、その一日のどんなちっちゃなことでいいから希望みたいなものって、すごくどんな状況でも状態であっても、その人が自分自身を励まして、自分を支えるっていうことで持ってるものなんだなっていうふうに感じたりすることはありますね。」

さらに、終末期にあたって希望の源泉となり得ることは、自分の人生に意味があると感じられることです。それは、生物学的な死を迎えたらそこですべてが無に帰されるのではなくて、生物学的な死を超えて自分の命が何らかの形でこの世界につながり続けていくイメージを持つこととも言えましょう。この与えられた終末期がただ単に死を待つだけの時間であるならば、それは多くの患者にとってはつらいだけでしかない時間となってしまうでしょう。しかしながら、この与えられた時間を意味のある時間とすることもできるはずです。孤独に死を待ってつらいだけの時間とするか、意味のある時間とするか、このような葛藤にさらされているのが現代の終末期の患者たちなのではないでしょうか。

ディグニティセラピーは、終末期の人が自分の大切だと考えていることや家族に言い残しておきたいことを質問に答える形で語り、それを本人の確認のもとで文書にして残す、という終末期に使うことのできるセラピーの一つです。[7]死にゆく人は、自分の生きたことの意味をその文書のなかで確認しつつ、伝えることを通じて、自分の命が残される人々のなかで生き続けるという体験が構成されます。

患者の命を、残される人々のなかで生かし続けることを通じて意味のあるものにするという希望について、看護師は次のように語っています。

「たとえば一緒にいい時間を過ごせた、そこにご家族がいらしたならば、また後から今日こういうことでこういい顔されていて、どうでしたかなんていうふうに、お話をしたり。ご家族が帰られた後にいい時間が訪れたり、いらっしゃる前にすごく楽しい時間があったりしたときには、そこを共有するっていうことをしたり。ご家族に照れくさくって言えないようなこととか、そういうことをもし患者さんがおっしゃられていたら、それをご家族に伝えたいってことを患者さんにお伝えして、形には残らないんだけど、そこを共有する時間を増やすことで、少しでもご家族がお別れしてご遺族になったら、想起する場面ができるかなって思うので。」

終末期の患者は、ただ世話を受けて亡くなりゆく人としてのアイデンティティを生きるのではなく、自分の生を通じて残される人々を支えるという大切な役割を果たすことができます。その役割とは、緩和ケアで患者の苦しみを医療者に伝える教師であったり、家族のために生き続ける家族の支えだったりします。患者には、自分の役割を持ちながらこれからも大切な人を支え続けていくという可能性が開かれています。そのために今生きている時間があると考えることもできるのかもしれません。

緩和ケア病棟の現場では、そのような命の営みを支えることができる場となるように現在でも模索が続いています。

【付記】

本稿作成にあたり、東京都立駒込病院緩和ケア病棟の皆様には、多大なご協力とご助言をいただきました。記して感謝の意を表します。

【引用文献】

（1）国立がん研究センターがん情報サービス「がん登録・統計」（全国がん登録）（人口動態統計）https://ganjoho.jp/reg_stat/statistics/dl/index.html#mortality（二〇二一年五月七日閲覧）
（2）日本緩和医療学会「ＷＨＯ（世界保健機関）における緩和ケアの定義（二〇〇二）」定訳より https://www.jspm.ne.jp/proposal/proposal.html（二〇二一年五月七日閲覧）
（3）Ragan, S.L., Wittenberg-Lyles, E.M., Goldsmith, J. & Sanchez-Reilly, S. (2008) *Communication as comfort: Multiple voices in palliative care.* Routledge.（改田明子訳（2013）『緩和ケアのコミュニケーション――希望のナラティヴを求めて』新曜社）
（4）Tolstoy, L.N. (1886) *Smert' Ivana Il'icha.*（米川正夫訳（1973）『イワン・イリッチの死（岩波文庫）』岩波書店）
（5）Groopman, J.E. (2004) *The anatomy of hope: How people prevail in the face of illness.* Random House.（菅靖彦・田中淳一訳（2012）『病を癒す希望の力――医療現場で見えてきた「希望」の驚くべき治癒力』草思社）
（6）Nuland, S.B. (1994) *How we die: Reflections on life's final chapter.* A.A. Knopf.（鈴木主税訳（1995）『人間らしい死にか

た——人生の最終章を考える』河出書房新社）

（7） Chochinov, H. M.（2012）*Dignity therapy: Final words for final days.* Oxford University Press.（小森康永・奥野光 訳（2013）『ディグニティセラピー——最後の言葉、最後の日々』北大路書房）

■タ行

■ナ行

■ハ行

■マ行

■ヤ行

■ラ行

索　引

■著者紹介（執筆順）

【編者はじめに・第１章】

原田悦子（はらだ　えつこ）

〈編者紹介参照〉

【第２章】

須藤　智（すとう　さとる）

2006年　　中央大学大学院文学研究科博士後期課程修了

現　在　　静岡大学大学教育センター准教授，博士（心理学）

【第３章】

羽渕由子（はぶち　よしこ）

2005年　　広島大学大学院教育学研究科博士課程後期修了

現　在　　徳山大学福祉情報学部教授，博士（学術）

【第４章】

南部美砂子（なんぶ　みさこ）

2001年　　筑波大学大学院心理学研究科博士課程修了

現　在　　公立はこだて未来大学システム情報科学部准教授，博士（心理学）

【第５章】

楠見　孝（くすみ　たかし）

1987年　　学習院大学大学院人文科学研究科心理学専攻博士課程単位取得退学

現　在　　京都大学大学院教育学研究科教授，博士（心理学）

【第６章】

下島裕美（しもじま　ゆみ）

1997年　　慶應義塾大学大学院社会学研究科心理学専攻後期博士課程単位取得退学

現　在　　杏林大学保健学部教授，博士（心理学）

【第７章】

改田明子（かいだ　あきこ）

1988年　　東京大学大学院教育学研究科教育心理学専攻博士課程単位取得退学

現　在　　二松学舎大学文学部教授

■編者紹介

原田悦子（はらだ　えつこ）

1986年　筑波大学大学院心理学研究科博士課程修了

現　在　筑波大学人間系教授，教育学博士

主編著書　『〈家の中〉を認知科学する』（共編著）新曜社 2004年

『事故と安全の心理学』（共編著）東京大学出版会 2007年

『スタンダード認知心理学（ライブラリスタンダード心理学）』（編著）サイエンス社 2015年

『認知心理学（シリーズ心理学と仕事3）』（編著）北大路書房 2021年　ほか

心理学叢書

医療の質・安全を支える心理学——認知心理学からのアプローチ

2021年７月30日　第１刷発行

監修者　日本心理学会

編　者　原田悦子

発行者　柴田敏樹

発行所　株式会社　誠信書房

〒112-0012 東京都文京区大塚 3-20-6

電話　03-3946-5666

http://www.seishinshobo.co.jp/

印刷／製本　創栄図書印刷㈱

検印省略　落丁・乱丁本はお取り替えいたします

ISBN978-4-414-31126-6 C1311　Printed in Japan

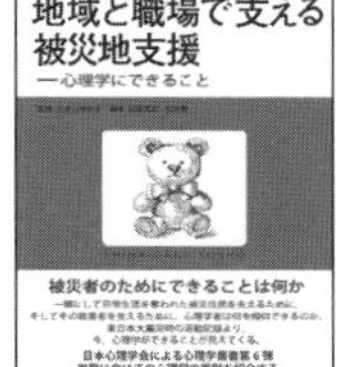

『地域と職場で支える被災地支援──心理学にできること』

安藤清志・松井豊 編

先の東日本大震災では、各地で心理的・社会的な支援が行われたが、その詳細をまとめて知る機会はいまだ乏しい。本書では様々な活動報告や被災者研究を紹介し、より望ましい支援のあり方を考える上で、参考となる様々な切り口を提供する。

定価(本体1700円+税)　ISBN978-4-414-31116-7

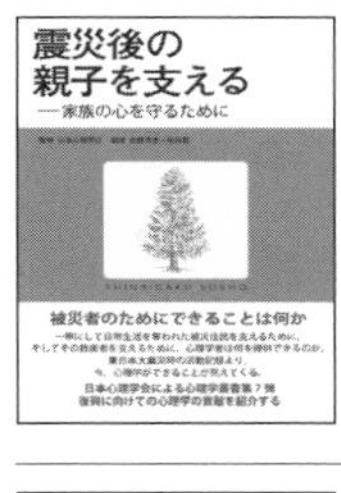

『震災後の親子を支える──家族の心を守るために』

安藤清志・松井豊 編

東日本大震災では被災地の親子をめぐる環境が急変した。避難先での対人関係や仮設住宅に住むストレス、放射能汚染がもたらす心の問題など、心理・社会的に彼らを支えるにはどうすればよいか、多面的なアプローチで考える切り口を提供する。

定価(本体1700円+税)　ISBN978-4-414-31117-4

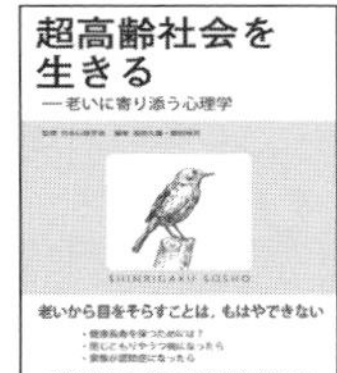

『超高齢社会を生きる──老いに寄り添う心理学』

長田久雄・箱田裕司 編

高齢期にはよりよく生きるうえで様々な課題が生じてくる。高齢者の心と身体を支えるため、心理学にできることは何か。看護や福祉に関わっている人、高齢者の問題に関心がある人へ向けて、第一線の研究者がわかりやすく語る注目の書。

定価(本体1900円+税)　ISBN978-4-414-31118-1

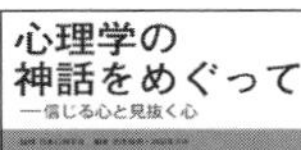

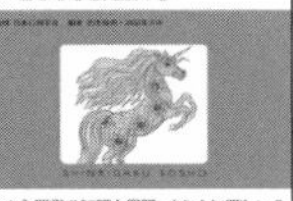

『心理学の神話をめぐって──信じる心と見抜く心』

邑本俊亮・池田まさみ 編

なんとなく受け入れたその知識と常識、実は間違いだとしたら？本書では「根拠もなく一般に信じられていること」を「神話」と呼び、心理学を駆使して「神話を超えて真実を見抜く目」を鍛えていく。情報の氾濫する現代社会で、迷子にならないための指南の書。

定価(本体1800円+税)　ISBN978-4-414-31119-8

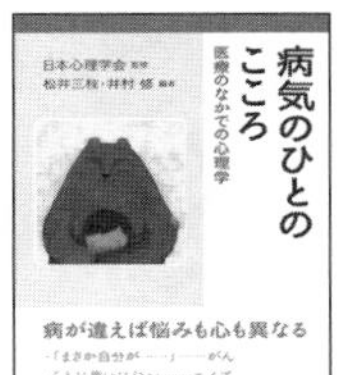

『病気のひとのこころ──医療のなかでの心理学』

松井三枝・井村 修 編

「患者のこころのありよう」はその抱える疾患や重症度によってさまざまであり、それぞれの特徴を理解したきめ細やかなアプローチが求められる。本書では身体疾患から精神疾患まで幅広くとりあげ患者のこころを理解するヒントと基礎知識を提供する。

定価(本体2000円+税)　ISBN978-4-414-31120-4

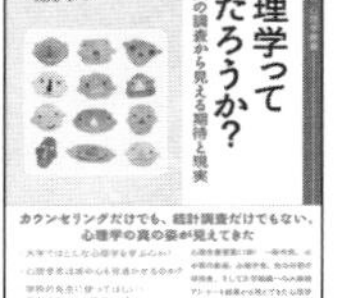

『心理学って何だろうか？――四千人の調査から見える期待と現実』
楠見 孝 編

日本心理学会による、一般市民、小中高の教員、心理学者、他の分野の研究者、大学組織への大規模アンケート結果から見えてきた心理学へのイメージを徹底分析。人々の持つ心理学への誤解、偏見、過剰な期待を解き放ち、真実の学問の姿を第一線の研究者が開示する。

定価(本体2000円+税)　ISBN978-4-414-31121-1

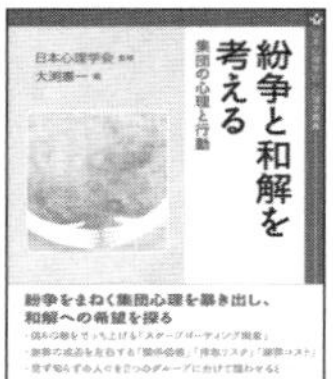

『紛争と和解を考える――集団の心理と行動』
大渕憲一 編

いまなお紛争は、人類にとっての課題であり続けている。そこには、領土や資源の取り合いだけでなく、人間本性に根ざした原因が隠れているのではないだろうか。そうした知見のエッセンスを１冊に凝縮。謝罪行動をめぐる最新の実験や調査を紹介し、和解と融和の可能性を考える。

定価(本体2400円+税)　ISBN978-4-414-31122-8

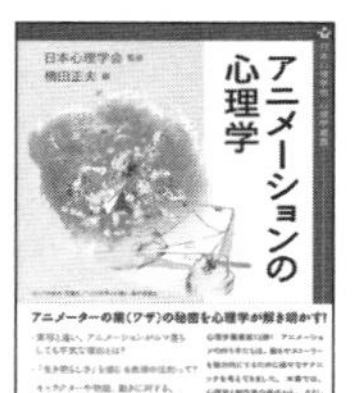

『アニメーションの心理学』
横田正夫 編

アニメーションの作り手たちは、動きやストーリーを魅力的にするために様々な技を考えてきた。本書では、心理学者と作り手の視点から、そうした技の秘密に迫る。実写と同じ枚数の絵を用いた動きよりも魅力的なことがあるのはどうしてか等、アニメーションにまつわる疑問に答えていく。

定価(本体2400円+税)　ISBN978-4-414-31123-5

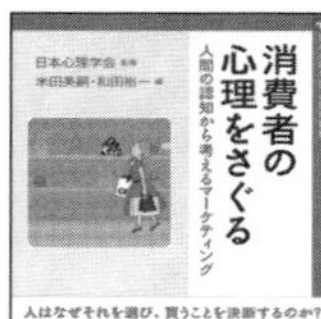

『消費者の心理をさぐる――人間の認知から考えるマーケティング』
米田英嗣・和田裕一 編

消費者の心をくすぐる陳列棚のレイアウト、サウンドロゴ、ＴＶコマーシャルやバナー広告等、心理学を駆使したさまざまなマーケティングの見地より解説。企業の広告に携わる人はもちろん、心理学に興味のある人も必見の、購買行動の心理メカニズム読本。

定価(本体1900円+税)　ISBN978-4-414-31124-2

『認知症に心理学ができること――医療とケアを向上させるために』
岩原昭彦・松井三枝・平井 啓 編

超高齢社会となり、認知症の人が増加するなか、心理学や心理職が認知症を取り巻く課題にどのように貢献していけばよいのかについて論じる。診断・医療、支援・ケア、保健・医療という３つの部で構成し、多様なテーマから認知症の姿に迫っていく。共生と予防に向けた新たな視点を得るのに好適である。

定価(本体1900円+税)　ISBN978-4-414-31125-9